ガンとアルツハイマー病はコインの裏表

ビール苦味成分は微妙に形を変え、両方に効く?!

戸部廣康

三和書籍

は　じ　め　に

　2016 年に、イタリアの研究者マッシモ・ムジッコは、イタリア北部の住人 100 万人以上を対象とした疫学研究を行い、2004~2009 年の間に、ガン患者が 21000 人以上、アルツハイマー病患者は 3000 人弱、両方を発症したのは 161 人のみであったと、報告しています。この結果から、アルツハイマー病患者がガンになる確率は 43% 減少し、ガン患者がアルツハイマー病になる確率が 35% 減少すると結論しました。即ち、アルツハイマー病患者はガンになりにくく、ガン患者はアルツハイマー病になりにくいと言う事なのです。二つの病気に関連があると言うのは、一方の病気が他方の病気の発症を防ぐと言う意味ではなく、二つの病気が二律背反、即ち「コインの裏表の関係」或いは「シーソーの関係」にあるという事なのです。言葉を換えて言うと、我々は、ガン或いはアルツハイマー病のどちらかを選ばざるを得ないという事なのです。

　これは一体、何を意味しているのでしょうか？以前の 2005 年発表の論文の中で、米国のワシントン大学（セントルイス）の研究者キャサリン・ローは、65 歳以上を対象にガン患者とアルツハイマー病患者との関係について研究し、ガン抑制遺伝子の TP53 が関係している可能性を、示唆しています。「このガン抑制遺伝子は、アルツハイマー病患者では活発であるが、ガン患者の 50% では、不活性化している」と指摘しています。ガン抑制遺伝子 TP53 とは、本来我々が生まれつき持っている遺伝子で、ガン細胞を自殺に導いて（アポトーシスという）、ガン細胞を除去する働きを持つ遺伝子です。もし、このガン抑制遺伝子に変異が生じ、本来の機能である「アポトーシス誘導能力」を失えば、ガン細胞の増殖を抑制する事が出来ず、ガン

患者の数が増えますが、一方、アルツハイマー病に関しては、「神経細胞も細胞死を誘導されない」ので、アルツハイマー病にはなりにくいのではないか、という考えです。

　従って、ガンとアルツハイマー病には、共に「アポトーシス」という生物現象が深く関わっていることを示唆しているのです。アポトーシスが「強い人」はガンにはなりにくいが、アルツハイマー病にはなり易く、一方、アポトーシスが「弱い人」はガンにはなり易いが、アルツハイマー病にはなりにくいという事になります。

　更に興味深い事は、ビール醸造の原料のホップに含まれる「フムロン」は　ガン細胞にアポトーシスを誘導して増殖阻害作用を有しますが、醸造中に立体構造が変化して「イソフムロン」という物質に変化（構造の「異性化」という）します。このイソフムロンは、アポトーシス誘導能力を失い、ガンには効かなくなりましたが、今度は、神経細胞に作用して、神経細胞が死なないようにする「細胞保護作用」の能力を獲得したのです。従って、フムロン、イソフムロンの両物質も、「コインの裏表」の関係にあるのです（図表1を参照）。

図表1：フムロン・イソフムロンと　　　ガン・アルツハイマー病との関係

	ガン	アルツハイマー病
フムロン	＋	－
イソフムロン	－	＋

＋：効果あり　　　－：効果なし

更に、キリン・東大・学習院大のグループが、イソフムロンは、アルツハイマー病の原因物質とされる「アミロイド β」というタンパク質を排出・除去する作用も有する事を確認し、「イソフムロン研究」は 2016 年に内閣府の「革新的研究開発推進プログラム」に採択されました。現在、イソフムロンがネズミだけではなく人間のアルツハイマー病にも有効かどうか、研究が進められております。

　本書は、生物学、或いは医学を目指す若い人を意識して書いた本ですが、本書のテーマが人類の直面する 2 大疾病のガンとアルツハイマー病であり、全ての人に関心の深い病気ですので、皆様にお読み頂ければ有りがたく存じます。ガンは人間に限らず、多細胞生物の持つ宿命であり、アルツハイマー病も巨大な脳を持ち、文明を築いている人類にとっての宿命かもしれません。そして、ガンとアルツハイマー病は、実は根っ子のところで繋がっている可能性があるのも、興味深い点です。

　又、本書に記載した生物学・医学の専門用語は、日常では用いない用語も多く、「コラム」で解説を追加しております。しかし、それでも不十分な場合は、ネット検索などを使って専門用語を調べて戴ければ、有りがたく存じます。

目　次

第2部　ガン・アルツハイマー病と ビール苦味成分

専門用語の略記

　Aβ protein; Amyloid beta protein（アミロイド β タンパク）

　HL60: Human promyelocytic Leukemia cells 60

　Nrf2; Nuclear factor erythroid 2-related factor 2

　PPAR α/γ; Peroxisome Proliferator-Activated Receptor α/γ

　ROS; Reactive Oxygen Species

　HO-1; Heme Oxygenase-1

　ARE; Antioxidant Response Element

　PTP: Permeabiity Transition Pore（透過性通過孔）

　Porin: 別名 VDAC（Voltage-Dependent Anion Channel；電位依存性
　　　　陰イオンチャンネル）

PG:: Prostaglandin（プロスタグランジン）

COX: Cyclooxygenase（シクロオキシゲナーゼ）

DEX: Dexamethasone

NF κ B: Nuclear Factor kappa-B

GRE: Glucocorticoid Response Element

VEGF: Vascular Endothelial Growth Factor（血管新生因子）

CAM: Chick Embryo Chorioallantonic Membrane（鶏卵漿尿膜）

bFGF: Fibroblast Growth Factor basic

PDGF-B: Platelet-derived Growth Factor-B

NBT: Nitroblue Tetrazolium

ATRA: All-Trans Retionic Acid

TPA: 12-O-tetradecanoylphorobol-13-acetate

TNF α : Tumor Necrosis Factor α

CRTH2: Chromoattractant Receptor homologous molecule
　　　　　expressed on T-Helper type 2 cells

Bcl-2: B Cell CLL/lymphoma

RXR: Retinoid X Receptor（レチノイド X 受容体）

AGE: Advanced Glycation End Products（糖化最終産物）

　なお本書では、アルツハイマー型認知症を、アルツハイマー病と表記します。又、イソフムロンには、シス体とトランス体の２種の構造異性体があり、本書ではシス体の構造式を記載しています（図表 17、34、38）。

生命・寿命とは

第**1**章

生命とは何か　－エネルギー調達と情報伝達－

Ⅰ　生命とは何か

1. 量子力学から見た生命像　－生命はエントロピー増大の法則に逆らう？－

　量子力学の生みの親の一人と言われる、エルヴィン・シュレディンガーの著となる『生命とは何か』という本があります。この本には彼の「生命に対する考え方」が述べられており、宇宙を支配する「熱力学第二法則」から見た生命像が語られています。この法則は直感的な表現では「熱は高い方から低い方に流れる」という、"極めて常識的な法則"なのです。「エントロピー」という無秩序さや均一性を表す物理量を用いた表現では、「宇宙はエントロピーの増大する方向に変化して行く」となります。宇宙に存在している地球上の生命体も、このエントロピー増大の法則に逆らう事は出来ません。生命にとって、エントロピー増大の行きつく先は「秩序ある状態から無秩序な状態への移行」（図表2を参照）であり、死を意味しているのです。そこで、生命体は、エントロピーの増大を抑えて死への到達を"遅らせる"為に、「負のエントロピー」を体に取り込んでいると言うのです。我々素人は、すぐ「負のエントロピー」＝「食べ物」と考えがちなのですが、そうではないと言うのです。広大な宇宙に適応する法則を、宇宙に比べれば微小な人間などの生命体へ、そのまま適応する事に、無理が有りそうなのです。我々が毎日食べている食べ物は、体の中に取り込まれて分解され、エネルギーになり、物質代謝（必要な物質を体内に取り入れて、不要になったものを体外に排出する

しくみ）の材料になる事は、確かな事です。例えば、人間の骨は日々造り替えられており、4〜5年かけて全身の骨が再構築されているのです（我々は痛くも痒くも感じてませんが）。即ち、生命体は、エネルギーを体外から取り入れて物質代謝（新陳代謝）を行い、生物学から見た体内の秩序（統合・組織化された個体の維持）を保ち、命を維持・継続させているのです。物理学で言う「秩序」と生物学で言う「秩序」では、同じ「秩序」でも意味が違うのでしょう。又、最近では、情報科学の領域でも「エントロピー」という言葉が使われており、話が複雑になって来ています。

　時間の流れに伴い、万物が変化・変質して行くと言う「経年変化」という現象は、生命体だけではなく、金属でできたあらゆる機械・器具にも起こり、大きく言えば宇宙全体にも起こっている現象なのです。宇宙に生存し、同時に宇宙の一部である我々生命体は、「経年変化」を完全に防ぐことは不可能で、死そのものを免れる事は出来ません。しかし、死の訪れを、ある程度は遅くする事は可能なのです。

　前述のように著名な物理学者シュレディンガーは、生命体は「負のエントロピー」を取り込んでエントロピーの増大を防ぎ、生命活動を行っていると言いました。しかし、この「負のエントロピー」とは何なのかが問題なのです。直感的には、「負のエントロピー」＝「食べ物」と考えると理解し易いのですが、物理学的にはそうではないのです。

　「エントロピー増大の法則」を図示すると以下の図表2のようになります。

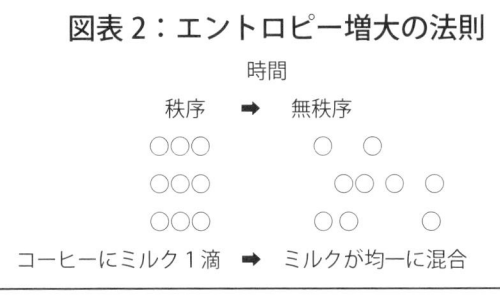

図表2：エントロピー増大の法則

時間

秩序　➡　無秩序

コーヒーにミルク1滴　➡　ミルクが均一に混合

　図表2の「エントロピー増大の法則」を生命活動と対応させると、生命活動の維持には「外界からのエネルギー」が必ず必要です。「エントロピー増大の法則」には前提条件があり、「閉じられた系内」即ち「エネルギーの出入りの無い系」で成立するのですが、一方「生命活動」は、自分の体の外から、即ち「開かれた系」からエネルギーを取り入れる必要が有り、「開かれた系」でのみ生存可能で、これが前提条件になります（図表3を参照）。

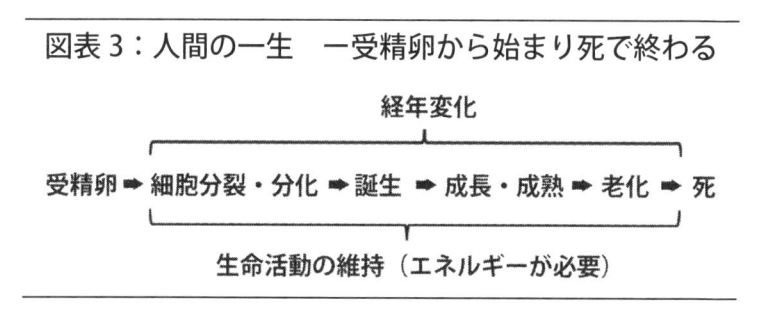

図表3：人間の一生　一受精卵から始まり死で終わる

経年変化

受精卵 ➡ 細胞分裂・分化 ➡ 誕生 ➡ 成長・成熟 ➡ 老化 ➡ 死

生命活動の維持（エネルギーが必要）

　従って、両者（「エントロピー増大の法則」と「生命活動」）には、それらの前提条件において大きな差が有るのです。この筆者の解釈が、物理学的に正しいかどうかは分からないのですが、本書では、ここで止めておきます。生物学的な解釈で、生命体を構成するしくみが「経年変化」して、生命体を統合・組織化できなくなり、死に至ると考える事にします。

2．ドレイクの方程式

　現代の科学では、「生命」は条件さえ整えば、この宇宙のどこにでも生まれると考えられています。従って、地球上の人類は "一人ぼっちではなく"、この広大な宇宙の何処かの星には、有る確率で、「生命」が生まれ、更に進化が進み、人間のような知的生命体が存在しているかもしれないのです。ドレイク博士は、この銀河系にどのくらいの確率で、高度文明を持つ知的生命体が存在するか、方程式を示したのです。この式を以下に示します。

　我々の銀河系に存在し人類とコンタクトする可能性のある「地球外文明の数」Nを推測するドレイク方程式があり、以下のように定義されます。

　　　N ＝［R ＊］× ［fp］× ［ne］× ［fl］× ［fi］× ［fc］× ［L］

　　　　　N：この銀河系内に現在存在する文明社会の数

　　　　　R ＊：1 年当たりに銀河系で生まれる恒星の数

　　　　　f p：恒星系が惑星を持つ確率

　　　　　n e：太陽型の惑星系のうち、生命の存在を許す惑星の数

　　　　　f l：それらの惑星で実際に生命が発生する割合

　　　　　f i：それらの生命が知的生命体にまで進化する割合

　　　　　f c：それらの知的生命体が技術文明社会を発展させる確率

　　　　　L：そのような技術文明社会の寿命（年）

　仮に、R ＊〜Lにそれぞれ、10、0.5、2、1、0.01、0.01、10000　という数字を当てはめると、N ＝10 という数値になります。銀河系の広大さを考えると、この数値はかなり小さく、宇宙人と人類が遭遇するチャンスも低く、両者が出会うのはかなり先になりそうです。しかし、チャンスはゼロではないのです。

　最近の天文学の発展により、太陽系の近くの恒星の中には、岩石惑星を持っている恒星も次々発見され、その惑星の大気成分まで測定されようとしています。近い将来、興味深いデータが発表されるかもしれません。

３．地球型生命体のしくみ

　1950 年に、ワトソン−クリック両博士によって「DNA の二重らせん構造モデル」が発表されて以来、飛躍的に分子生物学が発展し、地球型の生命体は、一つの式で表現する事が可能になりました。これが生物学における「セントラルドグマ（日本語では、中心教義と訳される）」と言われる式で、以下の図表４のように表現されています。

図表4：生命の方程式「セントラル・ドグマ」
－地球型生命体のしくみー

複製$\Big($DNA $\underset{逆転写}{\overset{転写}{\rightleftarrows}}$ mRNA $\overset{翻訳}{\longrightarrow}$ タンパク質 $\Longrightarrow$ 生命活動

　上図中の矢印（→）は、遺伝情報の流れる方向を示しています。大きい矢印（⇒）は、多くのタンパク質が協力しながら生命活動を行っているという意味です。この式は、地球上に、過去に存在した全ての生物、及び現在存在している全ての生物にあてはめる事ができます。全ての生命に適応できる式という事で、英語では「セントラル・ドグマ」、日本語では「中心教義」と訳されています。「ドグマ（教義）」という言葉は、元々宗教上の言葉で、「信仰の根本原理」という意味と思われます。

　約40億年前に地球上に最初に生まれた生命体が、DNAを持っていたのか、或いはRNAを持っていたのかは議論の分かれるところです。現時点では、最初はRNAが遺伝情報と酵素機能を併せ持つ分子として登場し（この時期を「RNAワールド」という）、後に、RNAの役割分担が進んで、より安定なDNAが遺伝情報を担当し、タンパク質が酵素機能を担当し、RNAがその中間に位置して「DNAとタンパク質をつなぐ翻訳」という仕事を担当するようになったという説が有力と思われます。現存する生命体の一つであるRNAウイルス（レトロウイルスとも呼ばれ、エイズウイルスやヒト成人型白血病ウイルスが含まれる）はDNAを持たずにRNAを有し、我々の細胞に侵入後、逆転写によりDNAを作って我々のDNAに潜り込み、病気を引き起こすのです。従って、彼らは、必ずしもDNAを必要としないのです。

　最初の生命体が誕生した後、進化の歴史が始まり、多種多様の生命体が誕生しては絶滅すると言う変遷が、今も続いているのです。我々の遠い祖先は、

約400万年前にチンパンジーと枝分かれし、猿人、原人、ホモ・サピエンスと進化してきた訳ですが、ホモ・サピエンス以外にも、我々の兄弟に当たる人類がつい最近まで（1万年位前）東南アジアに生存していたという事が分かりました。成人でも身長1m位の小型の人類らしいのです。

　一方、これも絶滅したネアンデルタール人ですが、ホモ・サピエンスより体格はかなり優れていたとのことです。ホモ・サピエンスは繁殖力に優れ、互いに協力関係を築く能力が有ったとはいえ、運良く、現在我々ホモ・サピエンスのみが生存しています。しかし、長い進化の歴史を振り返って見れば、ホモ・サピエンスの存続は、それほど安泰ではないという事が、良く分かるのです。

4.「死」が生まれた時　─体細胞と生殖細胞の分業─

　「死」は生命が誕生した時からあったと考えがちですが、そうではなく、生物学的には、多細胞生物が誕生したときから「死」が誕生したと考えられています。生物の進化の歴史では、生命（単細胞生物）の誕生（約30億年前）➡ 多細胞動物の誕生（約10億年前）と考えられており、単細胞から多細胞生物に進化する為に、実に20億年を要したことになります。この20億年の間に色々な試行錯誤が試され、結果として今の多細胞生物が採用しているシステムが採用されたのであろうと推測されています。

　最近、「死の必然性」が、遺伝子レベルで解明されつつあります。 それは「アポトーシス（ギリシャ語で、枯葉が落ちるという意味）」と言われる現象で、日本語では「プログラム細胞死」と訳されています。この現象は全ての多細胞生物に共通する現象であることが、証明されています。多細胞生物の遺伝子上には、生まれた時から 既に「死ぬためのプログラム」が載っているのです。もし、「死のシグナル」が細胞内に伝達されると「死のプログラム」のスイッチがON になり、遺伝子のプログラムに従った経路をたどってヒトの細胞は死にます。アポトーシスが大規模に起これば、例えば神経細胞が

アポトーシスで大量に死ねば、脳の機能が失われ、個体にも死が訪れることになります。

　遺伝子は、個体が何時までも生き延びることを望んではいません。なぜなら、第一に個体が死ななければ個体が多くなり過ぎ、食料・異性の獲得のための過当競争が起ります。第二に、個体が永く生きれば生きるほど個体の遺伝子上に「傷」が集積し、異常な遺伝情報が子孫に伝達される可能性が高くなります。従って、「個体の死」と引き換えに「種の保存」が保証されると考えることができます。言葉を換えて言えば、我々「個体」は「遺伝子の運搬人」に過ぎないということになります。又、最近の考えでは、「多細胞生物の出現」と「セックス（有性生殖）の誕生」がほぼ期を一にして起こったと考えられています。単細胞生物は、細胞が一個しかないので、体細胞と生殖細胞とを兼ねていますが、多細胞になると体細胞と生殖細胞の分業が可能となります。体細胞は日常的活動に専念し、生殖細胞は子孫への遺伝子の伝達に、専念できることになります。多くの生物が、何故まどろっこしい有性生殖というシステムを採用しているのか不明ですが、勿論進化の過程で何か有利な点があるものと考えられています。一つの仮説として、有性生殖、即ち精子と卵子の合体による遺伝情報の交換は、子孫の数を増やすと言うより、遺伝子の傷を修復するために、そして遺伝子の多様性の確保に有利であるというデータが発表されています。精子と卵子の核相（染色体の組数のこと；組数が 1 組の場合 n と表示する）はそれぞれ「n」であり、両者が合体して「受精卵」になると「n+n=2n」になります。この受精卵が細胞分裂を繰り返して、個体を形成します。従って体細胞の核相は、全て「2n」です。精子或いは卵子を作る細胞は、体細胞とは勿論別ルートで作成されます。精子の持っている遺伝情報を子孫に伝えようとするならば、必ず卵子の遺伝情報を必要とします。その逆も同じです。従って、原則、精子単独、或いは卵子単独では、それぞれの遺伝情報を絶対残すことができません。受精卵を経て初めて遺伝情報を子孫に伝えることが出来るのです。ところが、最近騒がれている「ク

ローン動物」は、この受精卵を経ないで、子孫に遺伝情報を伝達できたというところに、画期的な進歩が有るわけです。ところがクローンを繰り返した場合、子供、孫、曾孫の遺伝情報にどのような影響が出るのか、遺伝情報が均一になり多様性が失われるのではないか、それが問題と考えられています。有性生殖を経ないで無理して遺伝情報を子孫に伝えると、いずれ致命的な遺伝的欠陥が生ずるのではないかと、心配する研究者もいるのです。

　文学者は、人間を注意深く観察し、「有性生殖」と「死」が表裏一体であることに昔から気付いています。「有性生殖」は「死の影」を伴っているのです。これは、今まで述べてきたように、生物学的な根拠が有るわけです。単細胞から多細胞生物への進化そのものが、体細胞と生殖細胞の分業を可能にし、個の存続より種の存続を優先させる道を選んだのです。即ち、「有性生殖」（種の存続）と個体の「死」を同時に、生み出したと言えるのです。

II　生命とエネルギー　−ミトコンドリアの役割−

1．生命は自己を統合し、生き続ける為に、エネルギーを必要とする

　生命体は、自己の統合を保つために、エネルギーを必要とします。地球上に最初に誕生した原始生命体は、酸素の無い環境で誕生しました。現在の深海底にある「熱水噴出孔」は、原始の地球環境に似ており、太陽の光も届かず、酸素も存在しない環境ですが微生物を中心として、多くの貝の仲間、エビの仲間などが生存しています。この微生物は硫化水素をエネルギーとして生きているので、酸素は不要なのです。

　永い生命の進化の過程で、微生物の仲間の海洋微生物の珪藻（ストロマトライト）が光合成の能力を獲得して、廃棄物として酸素ガスを大気中に大量に放出するようになり、徐々に大気中に蓄積するようになりました。酸素分子は化学的に非常にアクティブな元素で、金属とも結合し、酸化物（錆）を作ります。そしてこのアクティブな酸素をうまく利用して（好気性）、多量なエネルギーを生産する好気性微生物が生まれました。この好気性微生物は、

今では「ミトコンドリア」と呼ばれています。

2．ミトコンドリアは、元はよそ者だが、今では役に立つ同居人

　皆さんも、中学や高校の生物の時間で「ミトコンドリア」という言葉を聞いた記憶があると思います。以前にミトコンドリアを題材とした『パラサイト・イヴ』という題名のベストセラー小説もありました。その小説は、映画化もされました。ミトコンドリアは好気呼吸の得意な、元々は我々の細胞とは別の生き物で、その証拠に自分自身の DNA を現在でも持っています。16 億年位前に、お互いにメリットがあるという事で、我々のご先祖の細胞と一緒に暮らすことになり、現在に至っています。我々のご先祖にあたる細胞は、ミトコンドリアに棲家（宿）を提供し、一方、ミトコンドリアは「ATP（アデノシン 3 リン酸）」というエネルギー物質を、酸素を使って、非常に効率的に宿主の為に作ってくれます。このように、両者に利益がある共同生活を「共生」と言います。我々のご先祖の細胞は、自前の ATP 生産の為の「解糖工場」を元々持っていました。しかし、この「解糖工場」は酸素の無い時代に造った工場なので、酸素を必要としませんが、少しの ATP しか生産できないのです。一方、「ミトコンドリア工場」は、酸素を使って「解糖工場」の約 20 倍の ATP を生産出来るのです。ところが、「ミトコンドリア工場」は酸素を使う為に、産業廃棄物である「活性酸素」を必然的に生じ、この「活性酸素」をコントロール出来なければ、我々の体や細胞を傷付け、老化が進行して行くのです。「共生」という共同生活には、メリットが有れば、デメリットも有るのです。

　図表 5 に、ミトコンドリアの模式図を示します。エネルギー物質 ATP はどのようにして作られるのかというと、ATP は、脳の神経細胞に限らず全ての細胞に存在するミトコンドリアという細胞内の小器官の中で、糖（グルコース）と酸素とを原料として、酸化的リン酸化という反応により、作り出されています。グルコースはミトコンドリアに取り込まれた後、アセチル

CoA と言う物質に変換され、TCA サイクルと呼ばれる反応サイクルにより電子伝達系でプロトン（H^+）が移動しながら、ADP に ATP 合成酵素が作用し、ATP が合成されます。これを図式化したのが図表5となります。

図表5：ミトコンドリアの構造（模式図）

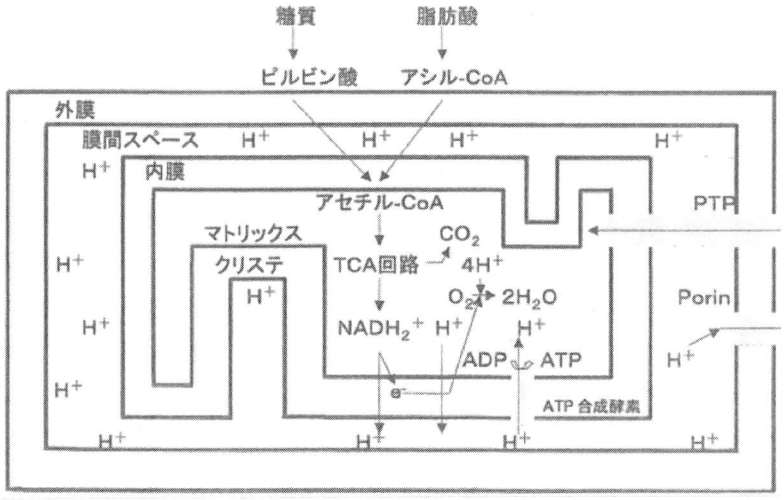

PTP: 透過性通過孔

Porin: 別名 VDAC（電位依存性陰イオンチャンネル）

　しかし、大量の ATP を生産すれば、廃棄物である大量の活性酸素（酸素ラジカル）が生ずる事になります。この活性酸素は反応性が高く、色々なもの（遺伝子やタンパク質等）に結合し、傷付けるのです。この傷が、脳に認知症や色々な病気を引き起こす可能性が高いのです。

3．自殺（アポトーシス）装置を持つミトコンドリア
－細胞の生死の鍵を握る－

　最近の研究で、このミトコンドリアは、単に「エネルギー生産工場」という役割だけでなく、細胞の死（後述するアポトーシスやネクローシス）を司る重要な細胞内器官である事が分かってきました。ミトコンドリアは一個の細胞に数百個有り、それぞれが酸素を使って多量のATPを生産してる訳ですが、酸素の「副産物、或いは廃棄物」である活性酸素も必然的に生じてしまうのです。この活性酸素は、酸素より活性が強く、ミトコンドリアの遺伝子やタンパク質を傷つけることになり、ミトコンドリア自身が「劣化」するのです。劣化したミトコンドリアは処分・再生され、これが「マイトファジー」（マイトはミトコンドリアのことで、ファジ＝は食べるという意味）と言われるミトコンドリアの品質を管理するしくみなのです。しかし、加齢や他の原因によりこのしくみが機能しなくなり、ミトコンドリアの膜電位や膜構造が崩壊し、これによりミトコンドリアが破壊されて活性酸素が細胞中へも放出される危険な状態になると、自爆装置、即ちアポトーシスにスイッチが入り、細胞死が誘導され、細胞は自殺の道を選びます。アポトーシスによる自殺の後は、仲間の細胞によって処理され、周囲の細胞には迷惑を掛けない死に方なのです。一方、ネクローシスの場合には、この細胞死により周囲にも活性酸素がばら撒かれ、その結果、他の細胞も細胞死が起こり、細胞死の連鎖が起こるのです。神経細胞は電気信号を作り、そしてこの信号を他の神経細胞へ伝達し続けるため、他の臓器の細胞より多量のATPを必要とし、その結果、他の細胞より大量の活性酸素も作り出してしまいます。大脳の中でも特に海馬と呼ばれる部位（記憶を蓄える部位）が、活性酸素の影響を受けやすく、先ず海馬の神経細胞が死滅してアルツハイマー病を発症すると考えられています。

　ミトコンドリアがなぜアポトーシスという自殺装置を持つようになったかは、推定の域を出ませんが、我々のご先祖の細胞との共生の中で、役割分担

として、エネルギー工場のみならず、自殺装置の格納・保守管理・実行とい
う役割を引き受けるという事になったと想像されます。

4．ミトコンドリア DNA の変異と糖尿病

　ミトコンドリアの DNA の変異が、糖尿病を起こすことが分かっています。
血糖値を下げるインスリンは、膵臓の B 細胞で作られますが、B 細胞のミ
トコンドリア DNA の変異は、血中のグルコース濃度の測定を妨げるのです。
その結果、血糖値が上がっても B 細胞はインスリンを分泌しないので、血
糖値が高いままになり、糖尿病になるのです。このタイプの糖尿病患者数は、
日本では全体の 1% 程ですが、1 万人位になります。即ち、B 細胞のミトコ
ンドリアは、血糖値を計るセンサーの役割を果たしており、このセンサーが
機能しなくなると糖尿病になるのです。

5．ミトコンドリア DNA の変異とアルツハイマー病

　最近の研究から、ミトコンドリア中にあるアルデヒド脱水素酵素 2 の遺伝
子が、一箇所で変異を起こすと酵素活性が失われ、アルデヒドを酢酸に酸化
することが出来なくなることが分かってきました。即ち、この酵素は、アル
コール代謝の「エチルアルコール→アセトアルデヒド→酢酸」の後半の反応
を担当しているのです。しかもこの酵素は、アルコール代謝のみならず、活
性酸素の消去にも関係しており、遺伝子の変異で、消去の能力も失い、神経
細胞を酸化ストレスに曝すことになります。その結果、神経細胞にアポトー
シスが誘導され、神経細胞が死ぬことになるのです。即ち、アセトアルデヒ
ドという毒性のある物質を分解して無毒化できなければ、神経細胞が死滅し、
認知症を発症する可能性があるのです。

　このように、ミトコンドリア DNA の変異が、糖尿病や認知症の原因とな
るのです。

6．ミトコンドリアの劣化は老化を引き起こす

　ミトコンドリアの経年変化が、老化を引き起こす要因であると申し上げましたが、細胞の中に有るミトコンドリアという小さい器官が、この老化と、非常に密接な関係を有しているのです。ミトコンドリアには、前述のように、二つの大きな役割があります。

① 　酸素を使って、多量のエネルギー物質 ATP を作ってくれる。しかしながら、酸素の廃棄物である活性酸素も必然的に生じてしまう。

② 　自殺装置、即ちアポトーシスというしくみを持ち、周囲の細胞へ被害が拡大しないように、被害を最小限に止める役割を担っている。又、自殺装置の誤作動を防ぐ為に、ミトコンドリアがこの装置を一括保管・管理し、言わばアポトーシスのスイッチの ON、OFF に必要な道具をしまう金庫の役割を果たしている。

　即ち、ミトコンドリアの機能に劣化・異常が起こると、酸化、糖化、炎症作用が引き起こされ、或いは細胞死が誘導されて、細胞の生存が不可能になるのです。ミトコンドリアが、老化の鍵を握っているのです。

　最近の筆者や他の研究者の研究から、ホップの成分が、特にイソフムロンが、ミトコンドリアの安定化や細胞への保護に、大きな役割を果たす事が分かってきました。即ち、イソフムロンが老化の進行を遅らせる可能性が出て来たのです。

III　生命の情報伝達のしくみ
　－生命活動を統合し、制御するしくみ－

　前述のように、人の体は 60 兆個の細胞からなり、一個の生命体として活動しています。60 兆個の各細胞が勝手な行動はせずに、全体の目的に合った行動を他の細胞と協力して行わなければ、目的を達する事は出来ません。

即ち、60 兆個の細胞が統合された一個体として機能する為には、細胞同士の情報交換が必要です。では、どのようなしくみを使って、互いに情報交換（シグナル伝達）をしているのでしょうか。それには大きく分けて、２つのシグナル伝達機構方法を用いています。一つは化学物質を用いる方法であり、もう一つは電気信号を用いる方法です。ここでは、化学物質を用いた方法について述べ、電気信号を用いる方法については、後で（第３章）述べます。

１．化学物質を用いたシグナル伝達機構とはどのようなしくみか
　－鍵と鍵穴－

　この情報伝達のしくみには、鍵と鍵穴に相当する２つの物質が必要です。受容体（鍵穴に相当）に結合して情報をもたらす低分子化合物（鍵に相当）を、一般にリガンドといい、受容体とリガンドは、三次元・立体的に凹と凸の関係にあり、鍵穴と鍵の関係に似ています。人間の細胞や体には色々な「鍵穴」があります。もし、鍵（凸）と鍵穴（凹）との形がぴったり合えば、ドアが開き（反応が起きる）、合わなければドアは閉じたまま（反応は起こらず）なのです。従って、「鍵穴に合う鍵をどのようにして探すのか」が、重要なのです。例えば、ホルモン受容体とホルモンの関係になります。このリガンドが受容体に結合するのを、先回りして邪魔する物質があり、「アゴニスト」と「アンタゴニスト」で、これらの構造はリガンドと良く似ているのです。「アゴニスト」は受容体と結合して、本来のリガンドより強く、或いは弱く、情報伝達の強弱調整の役目を果たします。他方、「アンタゴニスト」は受容体と結合しても情報を伝達せず、受容体に蓋をすることになります。即ち、鍵穴に差し込めるけれど、鍵穴の中では回らない鍵という事です。アンタゴニストは、情報を完全に遮断するのです。ホルモン、或いはこのホルモンに対するアゴニスト、アンタゴニストをうまく使い分ければ、情報伝達を調節することにより、病気を治療する事が可能なのです。

　シグナル伝達経路は、受容体の構造と伝達のしくみから、４つのグループ

に分けられます。

① 細胞膜 7 回貫通（G タンパク質共役）型受容体は三量体（サブユニット α、β、γ）G タンパク質を介して情報を伝達する。（例：アドレナリン受容体）

② 細胞膜 1 回貫通型受容体は二量体や多量体として機能し、チロシンキナーゼ・グアニル酸シクラーゼ等の酵素活性を有する触媒型と持たない非触媒型（酵素の活性化を行う）に分かれる。（例：細胞増殖因子）

③ 受容体自身がイオンチャンネルであるイオンチャンネル型受容体。（例：電位依存性カルシウムチャンネル）

④ 細胞膜・核内型受容体は、細胞膜を通過出来る脂溶性のホルモンや化学伝達物質がリガンドと結合し、転写調節因子として遺伝子発現のスイッチとなります。（例：ステロイドホルモン）

2．1st メッセンジャーと 2nd メッセンジャー
－情報伝達を 2 段階で行う－

「メッセンジャー」とは、情報を伝える人、或いはものを意味します。生物の世界でも、情報を運ぶ化合物を、このように呼んでおり、1st メッセンジャーと 2nd メッセンジャーの 2 つがあります。1st メッセンジャーは細胞外シグナルを細胞に伝達する役割を有し、細胞膜 1 回貫通型受容体に結合してアデニル酸及びグアニル酸シクラーゼを活性化し、2nd メッセンジャーである cyclicAMP（環状 AMP；cAMP と略記）や cyclicGMP（環状 GMP；cGMP と略記）を作ります。cAMP や cGMP はタンパク質リン酸化酵素（プロテインキナーゼ）を活性化し、細胞内での情報伝達の役目を果たします。

　更に、3 段階以上の多段階で、丁度「ドミノ式」のように次々に情報伝達された後、一つの生物反応が完成する場合も有ります。このように連鎖反応による情報伝達を「カスケード（「連続した小さな滝」の意味）とも言います。水が、多くの小さな滝を下るように、情報が段階的に伝達されていくしくみ

です。例えば、血液が凝固するしくみでは、10 段階程度の情報伝達が行われ、最終的に血液が固まります。血液は、固まっても（血栓）、固まらなくても（出血）重大な結果を招くので、何重もの安全装置がセットされ、血液凝固が精緻に制御されているのです。血液凝固系（システム）に関わる因子は、全部で 12 個あり、第 1 因子から第 13 因子と呼ばれおり（第 6 因子は欠番）、どの因子が欠けても血液凝固は起こらないのです。

3．リン酸化酵素（キナーゼ）と脱リン酸化酵素（フォスファターゼ）

　キナーゼは、タンパク質中のアミノ酸（セリン、スレオニン、チロシン）の水酸基をリン酸化し、一方、フォスファターゼは逆に脱リン酸化を行う酵素であり、情報伝達におけるスイッチの ON、OFF の役割を果たしています。リン酸化・脱リン酸化により、タンパク質の立体構造を変化させ、その結果、タンパク質の持つ作用を活性化或いは失活させて、ON、OFF の切換えを行う事が出来ます。

　人間は、数百種類ものキナーゼを持っており、非常に精密な情報伝達網を有しているわけですが、その複雑さゆえに、一部に不具合が生ずれば、病気になる確率が高くなってしまうのです。後に述べますが、ガンやアルツハイマー病の発症にも、深く関わる酵素です。

　最近公開された特許によると、フムロン、イソフムロンなどのホップ成分が、多くのキナーゼの活性を調節する（活性化する、或いは抑制する）事が明らかになってきました。

　英語では modulate（モジュレイト；調整する）と言い、キナーゼ酵素の活性を必要に応じて、調整するのです。アポトーシスにおいても、キナーゼは重要な役割を果たしていますので、近い将来、キナーゼがアポトーシスのスイッチの役割を果たしていることが、明らかになると思います。

4．転写因子と核内受容体　−遺伝子発現のスイッチ−

　この転写因子と核内受容体も、鍵と鍵穴の関係を利用した情報伝達のし
くみであり、遺伝子情報の発現へのスイッチ（ON、OFF の切換え）の働
きをします。「転写」とは、前述しましたように、DNA 上の遺伝子情報を、
RNA へ移し替えるしくみで、遺伝情報が伝達される最初のステップです。

　転写因子は、特定の DNA の配列、即ちプロモーター領域（RNA ポリメ
ラーゼ結合領域）やエンハンサー（転写増強領域）といった転写を制御す
る DNA 領域を認識して結合し、遺伝子の発現を促進あるいは逆に抑制制御
するという基本的機能を持つ、タンパク質の一群です。遺伝子の転写を活性
化あるいは逆に不活性化することで、細胞内の多くの反応で重要な役割を果
たしています。転写因子はこの機能を単独で、または他のタンパク質と複合
体を形成することによって実行します。ヒトのゲノム上には、転写因子をコー
ドする遺伝子がおよそ 1800 前後存在すると推定されています。その内で、
核内の転写因子の種類は、ヒトゲノム解析の結果から 48 種と考えられてい
ますが、この転写因子に結合するリガンド（情報を運ぶ有機低分子化合物）
については未だ不明であるものも多いのです。

　後に説明しますが、ホップ成分は、転写因子として核内受容体に結合し、
遺伝子情報の発現を、強めたり、弱めたりする事が、分かっています。

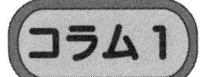

シグナル物質（リガンド、アゴニスト、アンタゴニスト）などが結合する受容体の構造

　前述のように、受容体に情報をもたらす低分子化合物を、一般にリガンドといい、受容体とリガンドは、三次元・立体的に凹と凸の関係にあり、鍵穴と鍵の関係に似ています。細胞の外からやって来る外来のリガンドが受容体に結合する事により、そのシグナルの伝達がなされますが、受容体の構造と伝達のしくみから、前述したように、4つのグループに分けられます。これらの4つのグループを、以下の①〜④に、模式的に示しました。図中の三角形（▲）は、情報を持っている分子（リガンド）です。

① 細胞膜7回貫通（Gタンパク質共役）型受容体

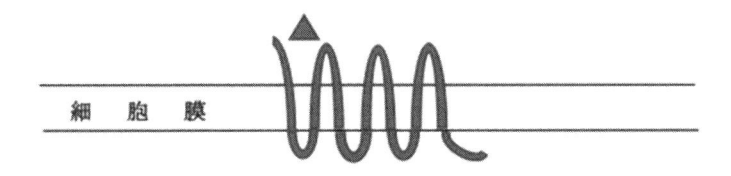

② 細胞膜1回貫通型受容体は、（二量体や多量体として機能）

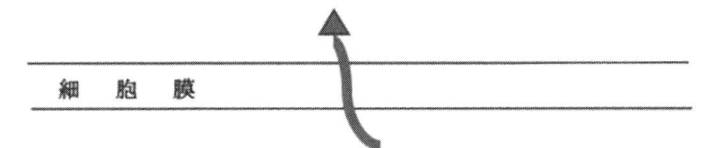

③ 受容体自身がイオンチャンネルであるイオンチャンネル型受容体

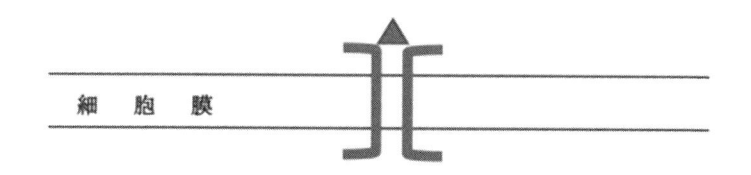

④ 細胞膜・核内型受容体（核転写因子 PPARα/γ の場合について図示）

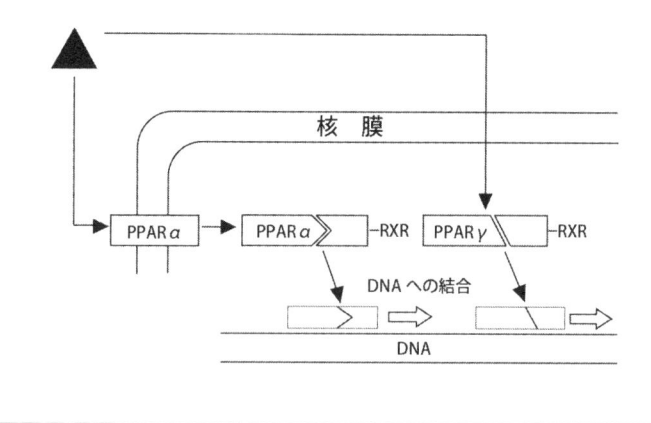

5．エクソソーム（exosome）
－最近報告されている、新しい情報伝達のしくみ－

　細胞は、非常に小さい球状の袋のようなもの（エクソソームという；直径 50 ～ 150nm）を細胞外に出しており、その中に小型の RNA（マイクロ RNA；miRNA と略記）、DNA やタンパク質等が含まれています。エクソソームの表面には細胞膜成分が、内部には細胞内の物質が含まれています。従って、エクソソームは分泌された元の細胞の特徴を反映したものと考えられています。エクソソーム内部に含まれるマイクロ RNA 等が情報を運ぶ「情報分子」となります。マイクロ RNA が発見された時（30 年以上前）は、その役割については不明でしたが、最近の研究により、細胞間の情報伝達に使われている事が、次々明らかにされています。そして非常に重要な役割を果たしていることに、注目が集まっています。

　正常な細胞に限らず、ガン細胞もこのエクソソームを分泌しており、ガンの転移に重要な役割を果たしている事が、最近分かってきました。高い転移性の口腔扁平上皮ガン細胞から分泌されるエクソソームが、転移性の低いガン細胞の増殖、移動・浸潤を亢進させることが、明らかになったのです。従って、このエクソソームは「ガン細胞の増殖、移動・浸潤を亢進させる」という情報を持っており、その情報を別のガン細胞へ伝達したという事を意味しているのです。

　細胞は、エクソソーム以外にも様々な大きさの非常に小さい球状の袋（顆粒）を分泌しており、マイクロベシクル（細胞から直接分泌された小胞；直径 150 ～ 1000nm）、及びアポトーシス小体（細胞死により生じた細胞断片；直径 1 ～ 10μm）が有ります。

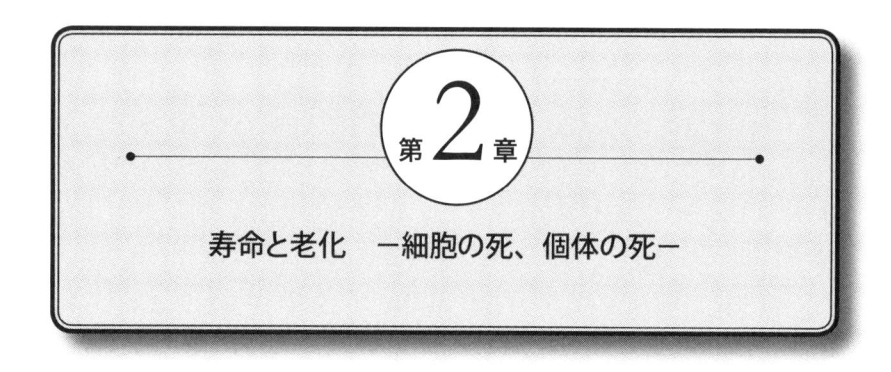

第2章

寿命と老化　ー細胞の死、個体の死ー

I　老化の原因

1．そもそも寿命とは何か　ー生命の「耐用年数」ー

　個体の寿命は、生まれてから死ぬまで（誕生日〜死亡日）ですが、誕生日の10ヶ月前、受精卵（精子と卵子の合体）からスタートしています。精子にはお父さんの「遺伝子」が、卵子にはお母さんの「遺伝子」が入っており、受精すると2つの遺伝子が"融合"し（有性生殖）、新しく子供の遺伝子が造られます。では、これらの遺伝子は何処から来たのか、元を辿れば、30億年前の原始生命体から出発しているので、我々の遺伝子の最古の部分の年齢は30億歳という事になります。

　認知症などの生活習慣病は、病原菌の感染による病気ではなく、自分の細胞が時間の経過と共に変化・変質し、その結果、体の機能が正常に実行されないようになり、やがて死に至るという病気です。即ち、この病気の原因は、体外からやってくるのではなく、自分自身の変化・変質に病気の原因があるのです。そして、この変化・変質は、時間の経過につれて（加齢という）、不可逆的に、徐々に進行するのが特徴です。糖尿病しかり、ガンしかり、認知症しかりです。ガンに関して言えば、細胞の遺伝子に"傷"が入り、細胞分裂が「秩序ある分裂から、制御されない無秩序な分裂」に変化・変質すると、正常細胞がガン細胞になってしまうのです。

　即ち寿命とは、前述したように、生命の「耐用年数」であり、時間の経過

に伴い、統合された 60 兆個の細胞からなる人体のシステムに "傷" が蓄積されて（老化と言う）、システムの運営が困難になり、いずれ死に至る事になります。老化そのものは不可避ですが、老化のスピードを落とし、長生きを目指すことは可能です。

2．老化を引き起こす原因　−細胞の酸化・糖化−

　前述のように、寿命が尽きると言う事は、時間の経過と共に体を構成する体細胞が変質し（老化）、その結果、死に至るという事です。この世に生を受けてから（正確には受精卵の時から）、老化がスタートしますが、個人の老化のスピードはそのヒトが置かれている環境に、大きく左右されます。食事、睡眠、運動、精神的・肉体的ストレス、嗜好品（酒、タバコ等）の影響を受けるので、老化のスピードは個人によってバラバラになるでしょう。この老化のスピードを左右する要因が「酸化」と「糖化」と言われています。酸素や糖（グルコース・砂糖・でんぷん等）は、エネルギー物質 ATP（車にとってのガソリンに相当）の生産に必須の物質であるが故に、これらが、悩ましい存在なのです。酸素を使うと、必然的に副産物である「活性酸素」が生じ、この活性酸素が細胞の色々な部分、例えば遺伝子やタンパク質に作用して傷付けます。その結果、ガンを引き起こすのです。一方、日々の食事から得る糖やでんぷんは、酵素による化学変化を受け、エネルギー物質 ATP の生産に用いられます。ところが、ここ 30 〜 40 年間は飽食の時代になり、過食によるカロリーオーバーや甘い物の摂り過ぎ、運動不足により、血管が過剰な糖に曝され、高脂血症・動脈硬化、糖尿病等のメタボ病を引き起こすようになりました。人間の体は元々「飢餓状態」に対応する為のしくみしか持ち合わせていないので、過剰な糖には対応出来ないのです。最近の研究結果によると、過剰な糖がタンパク質と結合する「メイラード反応」が、老化を促進すると言われています。従って、抗酸化、抗糖化を日々の生活で実践すれば、老化のスピードを遅くする事が出来るのです。

3．二つの老化　－生理的老化と病的老化－

1）生理的老化

　今まで述べてきたように、生命体の「経年変化」による色々の機能低下が、「生理的老化」という事になります。例えば、白髪が増える、歩行速度が遅くなると言うのは、生理的老化の例となります。機能低下の程度が徐々に進んで行くと、例えば、血糖値をコントロールする事が出来なくなると糖尿病になって、治療を要する段階になり、更に悪化すると死に直結する場合も出てきます。

　前述したように、遺伝子は、個体が何時までも生き延びることを望んではいません。なぜなら、第一に個体が死ななければ個体が多くなり過ぎ、食料・異性の獲得のための過当競争が起こります。第二に、個体が永く生きれば生きるほど個体の遺伝子上に「傷」が集積し、異常な遺伝情報が子孫に伝達される可能性が高くなります。従って、「個体の死」と引き換えに「種の保存」が保証される方を、生物は選んだと考えることができます。言葉を換えて言えば、我々「個体」は「遺伝子の運搬人」に過ぎないということになります。

　即ち、単細胞から多細胞生物への進化そのものが、個の存続より種の存続を優先させる為に、「有性生殖」と「個体の死」を同時に、生みだしたと考えられるのです。非常に象徴的なのは、皆さんも良く知っている、鮭の産卵と死です。子孫を残す時期になると、自分たちの故郷の川を命懸けで、体を石で傷つけながら溯り、メスは卵を産み、オスは卵に精子を掛けた後、直ぐ死んでしまいます。これは、オス、メスともホルモンのバランスが急速に崩れ、死んでしまうらしいのです。即ち、有性生殖で受精卵を残して、自らは死んでいくのです。種の存続を願い、個体は自然に帰っていくのです。

　ところが、以前注目された「クローン羊：ドリー」は、この受精卵を経ないで、遺伝情報を正常に伝達できたというところに、画期的な進歩が有

るわけです。しかし、クローンを繰り返した場合、ドリーの子供、孫、曾孫の遺伝情報にどのような影響が出るのか、それが問題と考えられます。前述したように、有性生殖を経ないで、無理して遺伝情報を子孫に伝えると、いずれ致命的な遺伝的欠陥が生ずる可能性があります。

2）早老症（ウェルナー症候群など）は病的老化　−遺伝子の傷と老化−

　早老症には３つの種類があり、幼い年齢で発症するプロジェリア症候群とハッチンソン・ギルフォード症候群、及び、成人になってから発症するウェルナー症候群です。その中で、日本人に多い（全国で 800 名位）と言われるのがウェルナー症候群で、1904 年にドイツの内科医・ウェルナーによって報告されました。この病気、老化が普通の人に比べ早く進行する遺伝病の一つで、若い時には目立った変化が無いのに、40 歳近くになると 80 〜 90 歳位の歳に見えるのです。全身が老人の特徴を示すようになり、実際老人性の病気にもかかり易くなってきます。この患者さんの遺伝子を解析したところ、染色体を安定化したり遺伝子の傷を修復する DNA ヘリカーゼという酵素の遺伝子に問題があったのです。即ち、日常的に生じる遺伝子の傷を修復できない為に、傷が DNA に蓄積し、これが老化を引き起こすということを示しています。

　更に、線虫という体長 1mm 足らずの小さな虫を用いた老化の実験では、線虫の寿命が酸素や活性酸素によって影響を受ける事が分かりました。そして詳細な研究を続けた結果、線虫の細胞の中のミトコンドリアという小器官の呼吸鎖酵素が変化して電子伝達が円滑に進まなくなり、過剰な活性酸素が放出されて、この活性酸素が細胞の核遺伝子を傷付け、老化を早めることが分かりました。活性酸素が、老化の犯人の一人であることが証明されたのです。

　一方、我々哺乳類は、酸素呼吸で必ず生ずるこの活性酸素を、中和する酵素であるスーパーオキシドジスムターゼ（SOD）を持っています。そこで、遺伝子組換えの技術を用いて、この SOD を持たないマウス（遺伝

子ノックアウトマウス）を作り実験をしたところ、やはり、活性酸素を中和できない為に、このマウスは短命でした。これらの実験から、ミトコンドリアの作り出す廃棄物である活性酸素が遺伝子に傷を付け、線虫やマウスの寿命を決めていることが明らかになったのです。前述のように、人間がチンパンジーに比べ長寿なのは、体重当たりの SOD 活性値が人間ではチンパンジーの 2 倍であり、その為に体内の活性酸素を消去する力が強いと考えられています。

　従って、老化の主要な原因の一つは、酸化反応から生ずる「活性酸素」であるということを、示しています。

4．老化のしくみ

　洋の東西を問わず、王侯貴族の夢は「不老長寿」の秘薬を手に入れることでした。古代中国の皇帝の最大の希望は、永遠の命を得ることであり、その為に、「永久不変である金属に、永遠の命が宿っているはずである」と考え、水銀まで食したとのことです。近代に入っても「不老長寿」は一般の人々の夢でもあるわけですが、「不老長寿」は我々有性生殖を行う多細胞生命体には、原理的に無理なので、「老化を遅らせ長生きを目指す」ことになります。では、老化＝エイジングは、どのようなしくみで起こるのでしょうか？

　人間一人は、60 兆個の細胞から構成されており、これらの細胞が統合されて一個の生命体を維持しています。世界の総人口が 70 億人と言われているので、その 900 倍近い細胞数になります。まさに、天文学的数字なのです。1 個の受精卵から出発し、分裂を重ねて 60 兆個に達した細胞同士が、お互いに情報を交換しながら生きているのは、大変なことだなと思います。60 兆個の細胞は 3 つのグループに分かれます。

① 基本的には分裂しない細胞（神経細胞、心筋細胞など）、
② 必要に応じて分裂する細胞（ウイルスや病原菌が体内に侵入した時に分

裂を開始する免疫担当細胞など）、

③ いつも分裂している細胞（赤血球、皮膚細胞や消化管内壁の表皮細胞など）

の3つのグループです。ガン細胞は、栄養と酸素が供給される限り、無秩序に分裂し続ける細胞ですが、③の細胞は秩序を保ちながら分裂する点で、ガン細胞とは異なるのです。細胞の役割が異なると、分裂の仕方も違うのです。従って、60兆個の細胞の老化のスピードも、細胞の種類、或いは細胞が置かれている環境で異なると思われます。

　老化のしくみについては、昔から諸説あり、老化遺伝子説（老化を起こす遺伝子が存在するという説）、遺伝子修復エラー説（遺伝子の傷が残り、細胞の機能が低下するという説）、「テロメア説」（染色体末端のテロメア構造が短縮し、分裂が不可能になるという説）、「分子間架橋説」（DNA分子やタンパク質分子中に架橋構造が蓄積し、分子の機能を阻害するという説）、「免疫機能低下説」、「ホルモン低下説」、「活性酸素説」（細胞中のATP生産工場であるミトコンドリアが、廃棄物である活性酸素に障害を受けるという説）などです。これらの説の中で、「活性酸素説」が最も有力視され、老化の諸説の中心に「活性酸素説」を置くと、他の説を矛盾無く説明出来るとのことです。最近では、この「活性酸素説」に、「糖化説」、「炎症説」の2つが加えられているのです。そして、この3つが更に絡み合い、互いに影響し合いながら、老化を進行させると考えられています。

1）活性酸素説と糖化説

　前述のように、酸素や糖（グルコース・砂糖・でんぷん等）は、エネルギー物質ATPの生産に必須の物質であるが故に、これらが、悩ましい存在なのです。酸素を使うと、必然的に副産物である「活性酸素」が生じ、この活性酸素が細胞の色々な部分、例えば遺伝子やタンパク質に作用して傷付けます。その結果、ガンを引き起こすのです。

　又、過食によるカロリーオーバーや甘い物の摂り過ぎ、運動不足により、

血管が過剰な糖に曝され、高脂血症・動脈硬化、糖尿病等のメタボ病を引き起こすようになりました。更に過剰な糖はタンパク質と結合して「メイラード反応」を起こし、糖化最終産物（AGE と言う）が体内に蓄積し、老化を促進すると言われています。　従って、抗酸化、抗糖化を日々の生活で実践すれば、老化のスピードを遅くする事が出来るのです。

2）老化の第三の悪役：炎症

　第1章に前述したように、糖化や酸化が我々の細胞、遺伝子、タンパク質を傷付けると申し上げました。更に3つめの悪役として、炎症が挙げられます。なぜ、第三の悪役として、炎症が登場するのでしょうか？それは酸化・糖化により「傷付き、変質した自己」を異物と見なし、これを攻撃・排除しようとするしくみ、即ち「免疫システム」があるからなのです。我々一人の人間の細胞数は、全部で 60 兆個と言われており、全細胞が仲間であるということを示す目印として、そのヒト固有の主要組織適合抗原（MHC）と呼ばれる糖タンパクを、全細胞が表面に掲げています。戦国時代の合戦でも、武士は味方と同じ模様の旗指物も必ず背中に括り付けて、戦っていました。敵と味方を識別する良い方法なのです。もし、この自分達の目印と違う目印を持つもの、例えばインフルエンザ・ウイルス、杉花粉、他人の臓器が体の中に入ってくれば、直ちに、自分ではない侵入者（非自己という）と見なし、攻撃・排除のしくみが作動します。これが免疫という、自己防衛のしくみです。ところが、防衛反応が強く出過ぎると、そのとばっちりを受けて、正常の細胞・組織も損傷を受けるのです。これが「炎症」という現象です。「炎症」は、本来侵入者をやっつける方法ですが、炎症が強すぎる場合は（過敏症とも言う）、炎症を抑える「抗炎症」が必要になります。

3）肥満は炎症である

　肥満は「中性脂肪が脂肪組織に過剰に蓄積された状態」の事ですが、近

年の研究から、脂肪細胞から種々の生理活性物質が分泌され、全身に様々な影響を及ぼしている事が分かってきました。脂肪細胞は、肥満になればなるほど、一つの巨大な内分泌器官として働き、エネルギー貯蔵以外に、全身に大きな影響を与えるようになるのです。例えば、脂肪細胞から炎症性の生理活性物質 TNFα という物質が分泌され、糖尿病の原因にもなるのです。この TNFα は、慢性の炎症の時に出る物質であり、肥満は慢性の炎症であるという事になるのです。この炎症を抑えようとするならば、抗炎症剤の投与が必要になります。

　動脈硬化が進行していく時も、炎症が関与すると言われています。又、アルツハイマー病は「脳の炎症である」という説もあり、実際「抗炎症剤」が認知症の発症を抑えるのに有効なのです。贅沢病と言われる「痛風」も関節の炎症であり、抗炎症剤としてステロイドが用いられています。

　従って、アンチエイジングを目指す為には、抗酸化・抗糖化・抗炎症を考えなければなりません。

コラム2

抗炎症剤とアルツハイマー病

　最近ある種の抗炎症剤が認知症に効くことが分かってきました。炎症剤には、ステロイド剤と非ステロイド剤の二種類があり、効くのは非ステロイド剤です。リウマチの人は鎮痛解熱剤として、非ステロイド抗炎症剤（胃腸への副作用が少ない）のインドメタシンやロキソプロフェン、イブプロフェン、アスピリン等を長期間服用していますが、認知症に罹りにくいことが証明されたのです。非ステロイド抗炎症剤の持つ鎮痛解熱作用だけではなく、血液凝固阻害作用が認知症に有効と考えられています。これらの薬剤は脳に入って、炎症や発熱を引き起こす物質プロスタグランディンを作る酵素（合成酵素という）であるシクロオキシゲナーゼ I（常在型）或いは II（誘導型）、或いは両者を阻害するのです。炎症に問題なのは誘導型の II なので、II 型のみに効く薬剤をアメリカ大手の製薬会社が開発し、関節炎治療薬として一時爆発的な売り上げを挙げましたが、心血管への副作用で死ぬ人が出て訴訟となり、2004 年に自主回収に追い込まれました。この副作用は、プロスタサイクリン（血液凝固抑制作用有り）が減少し、相対的にトロンボキサン A2（血液凝固作用有り）が強くなった為に、心血管事故を引き起こしたと考えられています。やはり、血液凝固もその抑制も、両者がヒトには必要なのです。大事なのは、両者のバランスという事になります。前述のように、フムロンはシクロオキシゲナーゼ II 遺伝子の発現を抑制し、シクロオキシゲナーゼ II 酵素活性も阻害するので、フムロンにも、抗炎症剤として、認知症治療への効果が期待できます。

　非ステロイド抗炎症剤がなぜ認知症に有効かと言えば、γ セクレターゼという酵素を阻害して、アミロイド β の蓄積を抑えるのです。アミロイド β が脳内に蓄積し始めると、これを分解・消化する為に、ミクログリア細胞と呼ばれるマクロファージの一種が近づいて炎症反応を起こすのです。このように炎症が長期間継続すると、ニューロン（神経細胞）が次々死滅していき、認知症になるのです。後述しますが、韓国研究者の発表によれば、キサントフモールがミクログリア細胞の核転写因子 Nrf2 を介して ARE（抗酸化ストレス応答エレメント）に作用し、抗炎症作用を発揮するということです。従って、非ステロイド抗炎症物質であるフムロン及びキサントフモールは、認知症に有効である可能性があるのです。

　最近、エクストラ・バージンオリーブ油に含まれる「オレオカンタール」という物質も、シクロオキシゲナーゼ I 及び II を阻害して抗炎症作用を示すことが証明されました。その阻害活性は、抗炎症剤イブプロフェンより強いと言われており、認知症への効果が期待されています。

オレオカンタールの構造式

　しかしながら、一方、抗炎症剤がアルツハイマー病に有効なのは、その抗炎症作用ではなく、COX 抑制を介さない（COX 阻害非依存作用）、別の作

用機序であるという報告も、出て来ています。それはマウス等の研究から、アミロイド β 自体の産生を非ステロイド剤が抑制するからなのです。この件の決着については、少し時間を要すると思われます。

5．老化とホルモンバランス

　動物の場合は、生殖可能期間が、その個体の寿命と近い年数になる事が多いのです。例えば、前述のように、皆さんもご存知の鮭（サケ）は、産卵・受精後に、オス・メスとも、死んでしまいます。人間の場合、生殖可能期間を50年とすると、個体の寿命は例外的に長く、生殖可能期間を過ぎても30年ほど、長く生きることが可能です。しかしながら、受精・妊娠・出産・育児に関与する性ホルモンである女性ホルモンと男性ホルモンの分泌量は、男女とも50歳を過ぎる頃からどんどん減少していきます。いわゆる、更年期に入り、エイジング即ち老化も加速度的に進行していきます。そこで、アンチエイジングを目指すならば、性ホルモンの補充も有効な手段となります。しかしながら、ホルモン補充療法には副作用があるので、注意しなければなりません。

コラム3

アルツハイマー病は3型糖尿病か

　最近、糖尿病とアルツハイマー病との間に、密接な関連がある事が分かってきました。糖尿病には1型と2型が有り、体内で十分なインスリンを生産出来ない1型、体がインスリンに充分な反応が出来ない2型が有ります。インスリンは血液中の糖分（グルコース）濃度を調節するホルモンの一種です。最近、脳内インスリンの不足がアルツハイマー病を引き起こすのではないかという新しい考えが報告されています。事実、アルツハイマー病で亡くなった患者さんの死後解剖を行い、脳内インスリンの濃度とインスリン受容体数を健康な人の場合と比較したところ、学習と記憶に関連する脳領域のインスリン濃度平均値は健康人の4分の1、受容体の数も10分の1しかなかったとのことです。糖尿病で起こっている事が脳内でも起こると、アルツハイマー病・パーキンソン氏病・ハンチントン病等の神経変性症が引き起こされるという考えです。そこで、アルツハイマー病は第3の糖尿病、即ち3型糖尿病と名づける米国ブラウン大学の研究者もいるのです。実際に、インスリンを注射や経鼻スプレイで投与すると、直ぐに効果が現れ、物語の回想や記憶に関するテストの成績が上がるとの事です。以上の研究結果をまとめると、脳内における血糖値のバランスを取る事が重要であり、アルツハイマー病の発症を防ぐことにもなる訳です。

6．交感神経と副交感神経のバランス

　自律神経は交感神経と副交感神経とに分かれ、両者の関係は、アクセルと
ブレーキの関係に似ています。但し、この関係は、「交感神経は太陽の出て
いる昼間に支配的で、人間を活動的にし、一方、副交感神経は太陽が没して
夜になると支配的になり、休息と睡眠に関与する」と言うように、昼と夜と
で完全な役割分担がなされているのではないとのことです。即ち、交感神経
と副交感神経とは、人間の一日の色々な活動を、協力しながらコントロール
する神経系なのです。交感神経と副交感神経の関係で、アクセルとブレーキ
の関係が端的に現れるのが、食事なのです。即ち、日中は全体的に交感神経
が優位で、アクセルの働きをしますが、食事後の消化器官の活動では、逆に
副交感神経が優位になり、ブレーキの役目をするのです。即ち、交感神経と
副交感神経は、臨機応変にアクセルとブレーキの役割を使い分けながら、我々
の生命活動をコントロールしているのです。又、血流に関しては、交感神経
は血管を収縮させるので血流が減って血圧が上昇し、逆に、副交感神経は血
管を弛緩させるので、血流が増えて血圧も下がるのです。これが、交感神経
が過剰に優位な人は、糖尿病になり易いという、所以なのです。従って、副
交感神経を優位にすれば、高血圧や糖尿病を遠ざける事が出来るのです。副
交感神経を優位にするには、結局は規則正しい日常生活のリズム、即ち快眠・
快食・快便と、怒りと嫉妬を抑えて心の安定を保つ事が重要であるというこ
とになるのです。

　睡眠不足も、この二つの神経系のバランスに大敵であり、バランスが崩れ
ると副交感神経のレベルが上がらず、不眠症などになり、日常の活動に支障
を来たします。又、本人が気付きにくい「睡眠時無呼吸症候群」は、居眠り
運転など重大な事故の誘因にもなり、血管系の病気を引き起こす可能性も指
摘されており、注意が必要です。従って、労働時間と食事・休憩・入浴・睡
眠時間のバランスを取る事も、アンチエイジングには重要な事になります。

Ⅱ　アンチエイジング

1．アンチエイジングとは

　最近の流行語である「アンチエイジング」とは、文字通り「エイジングに対抗する」事であり、エイジングとは「肉体の経年変化・劣化＝老化」の事を意味します。アンチエイジングが提唱されたのは、1990 年代のアメリカです。「加齢は避けることは出来ないが、老化は避ける事の出来る病気である」という認識が示されたのです。老化は病気の一つであり、この病気に罹らないようにする為に、積極的に予防する手段を講じるべきであるという考えです。「老化は自然の摂理である」として諦めずに、それと戦えという強いメッセージなのです。一方、日本での国民医療費 (2016 年は 42 兆円) の半分は、65 歳以上の人が使っています。その結果、医療費の上昇が国家予算を圧迫しているのです。老人が元気であれば、医療行為や薬代も掛からず、入院日数も減少すると考えられるのです。従って、「アンチエイジング」は、元気な老人の数を出来るだけ増やし、老人の QOL（健康や生活の質）を上げると同時に、医療費も抑制しようという考えなのです。日本でもこの考えが取り入れられるようになり、「アンチエイジング医療」という新しい分野が生まれつつあるのです。これは「アンチエイジング」が単なる言葉ではなく、「医療行為の対象として認知された」ということを意味しています。

　「アンチエイジング医療」の特徴的な診断法及び治療法として、以下に示す項目が有ります。

- ・老化度診断と老化危険因子の検出
- ・ホルモン補充療法（HRT と言う）
- ・デトックス療法：体内の有害物質を取り除く療法
- ・血液浄化療法
- ・遺伝子診断と治療

　　　　・抗酸化療法

　　　　・サプリメント療法

　　　　・医学的ダイエット指導

　　　　・医学的スポーツ・運動の指導

　　　　・肌の老化（シミ、シワ、タルミ）の治療、毛髪（禿げ、白髪）の治療

　又、分野別に分類すれば、「予防医療」、「精神医療」、「美容医療」の３分野になります。日本では「美容医療」が先行し、最近ではメタボ（生活習慣病）対策などの「予防医療」の領域、そしてうつ病や精神的ストレスへの対策などの「精神医療」の領域に広がって来ているのです。予防医学と治療医学とを比較すると、予防医学は発病する前から（未病という）、老化を病気の危険因子の一つと捉えて治療し、治療医学は病気になってから治療を始めるという点が違うのです。従って、予防医学では、早くから始めるのに越したことはありませんが、何歳から始めても効果が期待できるのです。

　最近、通常の人間ドック以外に、「アンチエイジングドック」も利用でき、早期に老化の兆候を診断・予防することも可能になってきています。人間ドックの検査項目に、「骨密度（骨年齢）検査」「動脈硬化度（血管年齢）検査」「高次脳機能（脳年齢）検査」「血中のホルモン濃度（ホルモン年齢）検査」などが追加されています。これらの検査結果から、生活習慣療法（栄養・運動・精神）、サプリメント療法、薬物・ホルモン療法、美容療法などが実施されます。

２．エイジングと病気の関係

　「酸化」と「糖化」の悪影響が、年齢と共に体内の色々な場所・臓器に蓄積されてくると、ついには「生活習慣病」、又は「代謝異常病（メタボリック・シンドローム）」と言われる病気になります。動脈硬化、糖尿病は、血管の老化・劣化が原因であり、脳梗塞・心筋梗塞をも引き起こすことになります。従って、血管を如何に柔らかく、しなやかに保つかが大事になります。その

為には、栄養のバランスが最も重要になります。しかしながら、如何に体に良いからと言っても、毎日同じメニューは飽きますし、たまには美味しい物を食べて、人生を楽しみたいと思うのも、至極当然の欲求と思われます。色々な料理本が出版されていますので、何をどのように料理すれば良いのか、参考になると思います。手間隙かけずにと考えるならば、市販の「サプリメント（補助栄養食品）」も有効かもしれません。

　自分の体の何処に問題があるのかを知る為には、定期的に健康診断・人間ドックで検査してもらう必要があります。日本の臨床検査技術は世界でもトップクラスですから、何か異常が有れば、数値や画像に表れると思われます。それらの結果をドクターに判定してもらい、治療が必要か否かを決定する事になります。

3．アンチエイジングは有効か

　老化の主要な原因は、第 1 章でも述べた「酸化」と「糖化」なのです。酸化の「酸」は「酸素」であり、糖化の「糖」は、お砂糖などの「糖類」を指します。人間を含め多くの生物は、「糖と酸素を使ってエネルギー物質=ATP」を作り、この ATP を使って心臓を動かし、手足・羽を動かし、脳を働かせて生きて行く事が出来るのです。従って、生きて行くには、糖と酸素を、食事により、或いは呼吸により、摂り続けなければなりません。ところが、過剰の糖や、酸素の使用後の廃棄物（活性酸素）が、我々の細胞や遺伝子を傷つけ、色々な病気を引き起こす訳です。糖はタンパク質と結合し（前述のメイラード反応）、活性酸素は細胞成分の脂質、タンパク質、遺伝子など色々なものと結合し（酸化反応）、加齢に伴い、我々の細胞がどんどん劣化・老化していくのです。

　従って、「アンチ・エイジング」とは、自分の細胞、タンパク質、遺伝子が「酸化されないように」、或いは「糖化されないように」工夫をすることです。活性酸素の強い酸化力に対抗するには、抗酸化物質が有効であり、抗

酸化物質を多く含む果物や野菜が必要であるわけです。一方、糖化を防ぐには、先ず余分な糖分は体に取り込まない、もし取り込んでしまったら、糖分を速やかに消費し、血糖値を下げることが大事になってきます。従って、余分な糖分を消費する為に、運動が有効なのです。エイジングそのものを止める事は出来ませんが、そのスピードを落とす事は可能です。

① **遺伝子に傷を付けないこと**：遺伝子に傷を付けるのは、強い電磁波である放射線や太陽の紫外線（UV）、ある種の化学物質、例えば車の排気ガスやタバコの煙に含まれるベンツピレンなどです。ガンは遺伝子の病気と言われ、強い電磁波や発ガン物質に曝されないようにしなければなりません。

② **酸化を避けること**：酸素は色々なものに結合する力が強く、金属へも結合し、錆まで作るのです。ヒトは酸素呼吸をしているので、生きる為に酸素が必須なのですが、不都合な事に、酸化反応の副産物・廃棄物として酸素ラジカル（活性酸素）が生じます。このラジカルが遺伝子、タンパク質、脂質に作用し、傷を付けたり、本来の機能を劣化させるのです。

③ **糖化を避けること**：過剰な糖はタンパク質と結合し、前述したように AGE と命名された糖化最終生成物が生じ、この物質が動脈硬化などの老化を促進すると言われており、最近注目されている物質です。従って、過剰な糖摂取を避けるべきなのです。又、AGE の受容体 RAGE は、ガン細胞の転移と密接な関係を有するという知見も報道されています。

④ **炎症を避けること**：炎症は、我々の正常細胞も傷付け、動脈硬化、発ガン、認知症にも関係すると言われています。アルツハイマー病への抗炎症剤の有効性が、知られるようになってきています。即ち、アンチエイジングとは、発ガン物質を避け、抗酸化、抗糖化、抗炎症を実施することなのです。しかしながら、エネルギー物質 ATP の製造に

は、酸素と糖が必須であり、酸素と糖は体内に取り込まざるをえません。又、炎症反応は、本来は我々の体を病原菌やウイルスなどの外敵から守る免疫反応の一つです。もし完全に免疫反応を抑えたら、外敵の侵入を許すことになるのです。従って、一口に抗酸化、抗糖化、抗炎症と言っても、中々複雑なのです。

　エイジングとは何か、そしてアンチエイジングを目指すためには何をすべきかを述べて来ました。そして、興味深い事に、ビール醸造に使っているホップという植物の成分が、様々なアンチエイジング効果を有する事が、最近の筆者らの研究や他のグループの研究で明らかになってきたのです。特にホップ成分の一つである「イソフムロン」は、抗酸化・抗糖化・抗炎症作用を有し、又、筆者らの研究により、新たに「神経細胞保護作用」を有する事が分かり、アルツハイマー病との関連から、非常に注目される物質です。

4．長寿遺伝子（Sir2）とポリフェノール

　現在、老化のメカニズムで非常に重要な仮説となっているのは、酸化ストレス説、及びカロリー制限説です。双方の説において、ポリフェノール、カロテノイド、含硫化合物、ターメリック（クルクミン）等のファイトケミカル（「植物由来の化合物」という意味）と呼ばれるフードファクターが、重要な意味を持つことが分かって来ています。

　Sir（サーチュイン）とは、Silent information regulator という酵素の一種 (NAD 依存性脱アセチル化酵素) であり、NAD を加水分解すると同時にアセチル化されたヒストン（DNA が巻付いている球状のタンパク質）からアセチル基を取り去る反応を触媒します。その結果、ヒストンは不活性クロマチン構造をとり、これはサイレンシング（「沈黙させる」という意味）と呼ばれる、遺伝子の発現を抑制する効果をもたらします。サーチュインは酵母菌の中に初めて発見され、その後、幅広い生物種で抗老化作用が明らかに

なった遺伝子ファミリーです。Sir2 はこのファミリーの一員です。カロリー制限を行うと NAD^+ が多くなり、その結果サーチュインによるサイレンシングが起こり、老化を遅らせることが可能になります。しかし、過度のカロリー制限は、反って健康に有害ですので、注意が必要です。

　以前、10 年ほど前の研究により、赤ブドウに含まれるポリフェノールの一つであるレスベラトロールが、この長寿遺伝子 Sir2 を活性化し、寿命が延びるとの論文が発表され、世界の注目を浴びました。しかしその後、この論文の結論は誤りであったことが、論文作成の研究者自身から公表されました。しかも、身近な食品のレスベラトロール含有量は、赤ワイン：0.2 〜 5.8 mg/L、ピーナッツ：0.18 〜 0.7 mg/100 g、赤ブドウ：0.15 〜 0.78 mg/100 g であり、かなり少ないので、赤ワインから充分量を摂取する事は、元々無理なのです。

　レスベラトロールの化学構造式を、以下に示します。

レスベラトロールの構造式

　ポリフェノールは、植物からの人類へ贈り物ですが、元々は、植物自身が「自分の生命の維持、種の保存」の為に作っている低分子化合物です。太陽光は、植物の光合成には必須のエネルギー源ですが、太陽光には有害な波長の短い UV も含まれています。UV は活性酸素を作り、植物の細胞や遺伝子を傷つける事が知られています。そこで植物は、活性酸素を中和・無害化する、多種多様なポリフェノールを自ら生産しているのです。人類は、色々な

植物や果物を食べ物として取り込み、それらに含まれている多種多様なポリフェノールを、老化防止や生活習慣病の改善に用いているのです。

　又、ポリフェノールではありませんが、最近ラパマイシン（マクロライドラクトンと呼ばれる抗生物質で、南太平洋のイースター島の土壌微生物が生産）という化合物の「長寿効果」が期待されています。ラパマイシンは、臓器移植などで使われる免疫抑制剤なのですが、別の作用として mTOR（mammalian target of rapamycin）という特殊な酵素を不活性化して、マウスの寿命を延長することが報告されています。線虫やハエでも TOR 酵素を不活性にすると、長寿となることが既に知られているのです。この TOR は、栄養をセンサーすると同時にストレスもセンサーする上で重要な役割を持つと言われ、これを不活性にしてカロリー制限と類似性効果をあげることで、人間においても長寿効果を期待できるのです。

5．寿命とアルコール　−ビールと赤ワイン、どちらが体に良いか−
1）少量のアルコール摂取は、死亡率を下げる

　アルコール摂取量と寿命・死亡率との関連性については、国の内外から多くの疫学調査の発表がなされています。それらの発表結果をまとめると、以下のようになります。

　　・毒と薬は紙一重：使い方によって、毒にも薬にもなる。
　　・お酒（エチルアルコール）も、毒にも薬にもなる ⇒ 適量ならば体に
　　　良い（統計的に有病率・死亡率が下がる）
　　・適量とは：アルコール量で 1 日 30g 程度（ビール大ジョッキ一杯
　　　600 〜 700ml）
　　・J カーブ効果：アルコールの摂取量と効果との関係は「J」の形に似
　　　ている。（図表 6 を参照）

図表６：アルコール摂取量と病気の関係

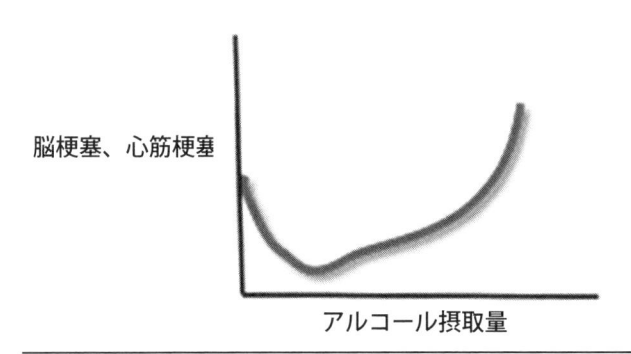

脳梗塞、心筋梗塞

アルコール摂取量

　従って、ビールに限らず、純粋のアルコール量で30g ／日程度が、適量の目安になります。但し適量には個人差が有り、人のまねをする必要は、全くありません。

２）ビールと赤ワインの比較

　ビールとワインは、その源を辿れば、おそらく紀元前より人々に馴染みの深いアルコール飲料であり続け、現在に至っていると思われます。ビールの製造方法は、ピラミッドの壁画にも記されているとの事ですから、2000 年以上前から、エジプト人はビールを楽しんでいた事になります。

　ホップとビールは、今では切っても切れない関係ですが、歴史的には、紀元前の相当古い時代から西アジアおよびヨーロッパの山地に野生のホップが自生していたとされています。紀元前６世紀頃には、メソポタミア地方の新バビロニア王国やカフカス山脈付近のカフカス民族が、ビールにこの野生ホップを使用していたようです。エジプトでは薬用にされていたとも言われています。８世紀になるとドイツでホップの使用・栽培が始まり、次第にヨーロッパ各地に普及していきました。当時のビール研究の中心は教会付属の修道院であり、中世の修道院は、錬金術と薬草育種の研究所的

存在であったのです。エンドウ豆を使って「遺伝の法則」を発見したメンデルも、修道院の人でした。当時の修道院では、ビール以外にもワインやチーズの作成、穀物や野菜の栽培等の食料の生産も行ない、自給自足に近い体制だったのでしょう。12 世紀にはホップがビールの味付けに使われ始めました。しかし当時の主流はグルートビールと呼ばれる薬草や香草を使用したビールでした。14 世紀から 15 世紀にかけてホップビールの持つ爽快な苦味や香り、日持ちの良さなどが高く評価されるようになり、ビールの主流になりました。その理由はホップのもつ香味からではなく、むしろホップを入れて煮た麦汁から作ると腐りにくく長持ちするということからでした。ビールにホップが入れられるようになったこの頃から、ホップの栽培が普及するようになりました。その後、1516 年バイエルン公ヴィルヘルム 4 世により、ビール純粋令「ビールは大麦、ホップ、水のみを原料とすべし」が定められました。

　ホップの毬花には、ルプリンと呼ばれる黄色の粒子が存在し、ビールに香りを付与する物質や苦味を付与する物質はこの中に含まれています。ルプリンに含まれるフムロン（α 酸）は、抗菌力を持っていますが、ビール醸造の煮沸工程において、イソフムロン（イソ α 酸）へと変換され、このイソフムロンこそがビールの苦味成分になります。

　ビールとワインの製造方法は、基本的には良く似ており、大麦やブドウの実を原料にし、酵母の有する解糖系を嫌気状態で利用して、アルコールを生産させるという方法です。

　ビールとワインの違いは、①アルコール濃度の違い、②含まれる抗酸化物質が違う、という事になります。ビールのアルコール濃度は通常 5%程度ですが、ワインのアルコール濃度は通常 10% 以上と思われますので、ビールの 2 倍以上の濃度になります。アルコールには、抗酸化物質の作用に比べ、即効性の薬理作用が色々有るので、注意しなければなりません。ビールと赤ワインの含む抗酸化物質を比べて見ると、両者とも植物由

来のいわゆるポリフェノールになりますが、化学構造はそれぞれ異なります。当然、ホップの生産したポリフェノールがビールに溶けており、赤ブドウの実に含まれていたポリフェノールが赤ワインに溶けているわけです。それぞれのポリフェノールは多種類になるので、ホップ由来のポリフェノールとしてイソフムロンを選び、赤ブドウ由来のポリフェノールの代表としてレスベラトロールを選び、その薬理作用を比較してみます。

図表 7：フムロン・イソフムロン・レスベラトロール の薬理作用の比較

抗酸化物	COX-2 阻害作用	アポトーシス誘導	PPARα/γ 活性化	脳保護作用
フムロン	＋	＋	☆	－
イソフムロン	☆	－	＋	＋
レスベラトロール	＋	＋	＋	＋

＋：作用あり　　－：作用なし　　☆：報告或いはデータ無し

レスベラトロールは、「長寿遺伝子サーチュインを活性化する物質」として、NHK 総合テレビで全国に紹介され、前述したように、一時注目された物質ですが、その後、その研究者自身によってレスベラトロールが、「長寿遺伝子サーチュインを活性化するという実験データは、誤りであった」と否定されてしまいました。しかし、レスベラトロールはポリフェノールの一種である事は確かであり、井上等（奈良女子大学）の報告によると、レスベラトロールは上の表に示したように、

① ガン細胞の COX-2 酵素の活性及び発現を阻害する。
② 核内受容体 PPARα/γ を選択的に活性化する。
③ その活性化は血管内皮細胞及びニューロンで認められる。
④ レスベラトロールの経口投与は脳梗塞の体積を減少させ脳保護作用

を示す。

⑤ この保護作用は PPAR α ノックアウトマウスでは認められない。

というものです。

　興味深い事に、フムロン・イソフムロンの薬理作用とレスベラトロール
の示す薬理作用とを比較すると、フムロンとイソフムロンの有する薬理作
用を合算したものが、レスベラトロールの示す薬理作用なのです。逆に言
うと、レスベラトロールの有する薬理作用を、フムロンとイソフムロンの
有する薬理作用に分配できるのです。COX-2 遺伝子の発現阻害及び、ア
ポトーシス誘導作用に関しては、レスベラトロールとフムロンに共通です。
又、PPAR α/γ 活性化及び脳保護作用に関しては、レスベラトロール及
びイソフムロンに共通です。しかし、我々の用いた「DNA の分解を阻害
する作用」による分析方法では、イソフムロンは DNA 分解阻害作用を示
しましたが、レスベラトロールは示さなかったのです。即ち、レスベラト
ロールとイソフムロンとに差が有るのです。イソフムロンとレスベラトロ
ールとの作用機序の比較は、互いの化学構造にもかなりの差が有るので、
更なる検証が必要と考えられます。従って、ビールと赤ワインでは、どち
らが健康或いは老化に対して有効かについては、未だ結論を出す段階では
ないと考えています。一方、イソフムロンとレスベラトロールの、ビール
或いは赤ワインでの含有量を 1 リットルで比較すると、イソフムロンは約
200mg、レスベラトロールはかなり少なく 0.2~5.8mg であり、この含有
量の大きな差も考慮しなければなりません。少なくとも現時点では、ビー
ルは赤ワインと同等の効果が健康或いは老化に対して有ると考えて、差し
支え無いと思われます。

3）ビールとノンアルコールビールの比較

　最近、飲酒運転による重大な交通事故が多発し、大きな社会問題になっ
ており、道路交通法も改正されました。又、習慣的な大量のアルコール飲

料の摂取による、アルコール中毒も問題になっています。このような社会的な背景を反映して、各ビール会社は、ノンアルコールビールを製造販売しており、売上高も予想以上に伸びているとの事です。ノンアルコールビールの製造方法には何種類かあり、メーカーにより或いはノンアルコールビールの銘柄により異なるようです。従って、ノンアルコールビールにどの位ホップを加えているのか、そして加えた後、どのような処理をしているかにより、イソフムロンの濃度にはかなりの「バラツキ」が有るものと推測されます。

　ヨーロッパではかなり以前からノンアルコールビールが製造されており、愛用者も多いとの事です。しかし日本では、本格的なノンアルコールビールの製造販売が始まってから未だ日が浅く、ノンアルコールビールに関する実験データも数が少ないと思われます。従って、ビールとノンアルコールビールの比較は、未だ無理な感じがします。

　海外での実験データを探してみると、動脈硬化に関与する遺伝子へのビールとノンアルコールビールの効果の比較が、ヨーロッパで発表されています。肝臓へのリポタンパク質の取り込みに関し、LDL 受容体関連タンパクが、ビールでは多く作られ、逆にノンアルコールビールでは少なく作られています。VLDL 受容体関連タンパクでも似た傾向が見られ、ビールでは変化無く、一方ノンアルコールビールでは少なく作られています。

　即ち、5% 程のアルコール分を含むビールの方が、肝細胞表面の受容体を介して LDL や VLDL が肝細胞内に、より効率的に取り込まれているという事になります。従って、血中の LDL 及び VLDL 濃度が下がることを示しており、血管にとって好都合であるのです。これはキリンの研究者が発表した、「ビールと血中 LDL 濃度の低下」のデータと、矛盾するものではありません。

　もう一つの実験は、コレステロールの移動に関する実験であり、コレステロールを作るのを調節するタンパクの量が、ビールでは減少しています。

　一方、ノンアルコールビールでは変化が有りませんでした。即ち、ビール
の方が、血中のコレステロール量を減少させているのです。これも血管に
とって好都合です。

　以上の二つの実験から、リポタンパク関連遺伝子の発現という基準で比
較すると、ビールがノンアルコールビールより優れていると言う結果にな
っています。但し、アルコール単独での効果についてはテストしていませ
んので、この優れた効果が、アルコール単独のものか、或いはアルコール
とホップ成分との相加、或いは相乗効果によるものかは、判定できません。
従って、ビールとノンアルコールビールの比較には、厳密な実験計画が必
要と判断されますが、アルコールは、ビール或いは赤ワインに含まれる抗
酸化物質の作用を強める働きが有る可能性が有ります。

III　個体の死、細胞の死

１．生命の戦略　─遺伝子を優先するか、個体を優先するか─

　生命の目的は「生命の連続性・永続性」であり、この目的を達成させるた
めには、「遺伝子を優先する」か、「個体を優先する」かの選択をしなければ
なりません。個体には経年変化という「老化」が不可避であり、「遺伝子を
優先する」しかありません。従って、以下の戦略をとることになります。

図表８：生命の戦略、そして脳と遺伝子の相克

健全な遺伝子の連続性を保証するしくみが必要
　　　（遺伝子の傷の修復と遺伝情報の多様性）

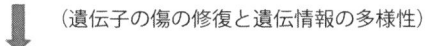

遺伝情報の連続性を保証する為に「性」が誕生し、
　　　個体の非連続性（死）が必要となった。

しかし個体の脳も、生き続けたいと主張

「脳と遺伝子の相克」が現代の我々の姿

　即ち、脳は「個体側」に立ち、遺伝子は「種側」に立って、それぞれ自己主張をしているのです。

2．個体の死

　前述したように、「死」は生命が誕生した時からあったと考えがちですが、そうではなく、生物学的には、多細胞生物が誕生したときから「死」が誕生したと考えられています。生物の進化の歴史では、生命（単細胞生物）の誕生（約 30 億年前）➡ 多細胞動物の誕生（約 10 億年前）と考えられており、単細胞から多細胞生物に進化する為に、実に 20 億年を要したことになります。この 20 億年の間に色々な試行錯誤が試され、結果として今の多細胞生物が採用しているシステムが採用されたのであろうと思われます。

　個体を“退場”させる為に、例えば、次のような病気が準備されています。

　　・癌（ガン）：ヒトは 60 兆個の細胞からなる統合されたシステムであり、そのシステムに崩壊をもたらす。我々自身の細胞の遺伝子に傷（変異）が年齢と共に蓄積し、ガンをひき起す。多細胞生物の持つ宿命。
　　・アルツハイマー型認知症：中枢神経系が死滅して機能不全になり、記憶の喪失に始まり、自我の崩壊が起こる。
　　・感染症：肺炎など。

　遺伝子は、個体が何時までも生き延びることを望んではいません。なぜなら、食料・異性の獲得のための過当競争を避け、異常な遺伝情報が子孫に伝達される可能性を低下させる為です。従って、「個体の死」と引き換えに「種の保存」が保証されると考えることができるのです。言葉を換えて言えば、我々「個体」は「遺伝子の運搬人」に過ぎないということになります。

3．細胞の死

　最近、細胞の「死の必然性」が、遺伝子レベルで解明されつつあります。それは「アポトーシス（ギリシャ語で、枯葉が落ちるという意味）」と言われる現象で、この現象は全ての多細胞生物に共通する現象であることが、証明されつつあります。

　アポトーシスは生命が成長・生存する為に必要な細胞死であり、昆虫などの蛹の中で起こる幼虫から成虫への変態、オタマジャクシの尾の分離、ヒトの胎児における指間の水掻き細胞の消失等が知られています。又、多くの制ガン剤は、ガン細胞にアポトーシスを誘導する事により、ガン細胞を死に至らしめると考えられています。一方、アルツハイマー型認知症では、神経細胞が大量にアポトーシスにより消失する事が原因と考えられており、如何にアポトーシスを防ぐかが一つの治療法と期待されています。

　細胞死をもたらすアポトーシス経路には２つあり、デス・リガンド（death ligand）等の外来性要因による経路（extrinsic pathway）と、ミトコンドリアの機能障害等の内在性要因による経路（intrinsic pathway）です。後者の経路では、ミトコンドリア内の Ca^{2+} イオンの低下と膜電位の低下が共役して起こるとアポトーシスとなり、Ca^{2+} イオンの上昇と膜電位の低下が脱共役するとネクローシスが起こると考えられています。従って、ミトコンドリアの膜構造・膜機能の変化が、アポトーシスとネクローシスを連鎖して引き起こすのです。即ち、アポトーシスからネクローシスへと進む、連続的な反応による細胞死が観察されており、プログラムされたネクローシスとして、「ネクロプトーシス」という造語も最近使われています。

　従って、従来のように「アポトーシス」と「ネクローシス」とに明確な区別を付けて分類する事には、無理が有るかもしれません。

1）分裂する細胞、しない細胞、必要に応じて分裂する細胞　— 細胞分裂を制御する細胞周期—

　人間の体は、60兆個の細胞から成り立っていると言われ、分裂する細胞、しない細胞、必要に応じて分裂する細胞の3種類の細胞に分ける事ができます。1個の細胞が2個の細胞に分裂・増殖する過程を、「細胞周期」と言い、時計廻りに簡単に図示する事が出来ます。細胞が二つに分裂するという事は、先ず核（遺伝子DNA）が複製されて2組になり（DNA合成期；S期と略記）、その後この2組が1組ずつに別れ、細胞が中央から括れて2個の細胞に分裂する（有糸分裂期；M期と略記）事です。このS期とM期との間に、二つのギャップ期（G1期とG2期）が有り、G1期はS期の為の準備期間、G2期はM期の為の準備期間と考えられています。又、細胞分裂を休んでいる時期を、G0期と名づけています。人間の60兆個の細胞を分類すると、次の3つのグループに分ける事が出来ます。即ち、

　　グループ1：神経細胞や心筋細胞などの殆ど分裂しない細胞
　　グループ2：免疫細胞など必要に応じ（病原菌や異物が体内に侵入した
　　　　　　　　時など）分裂をする細胞
　　グループ3：赤血球や白血球等の骨髄系細胞及び皮膚・粘膜細胞などの
　　　　　　　　常時分裂している細胞

の、3つのグループです。ガン細胞は、無限に分裂を繰り返す能力があり、グループ1〜3に当てはまらない細胞です。

　一回の細胞分裂の周期の中に、複数のチェックポイント（言うなれば、関所）が存在することが知られており、これまでにG1/Sチェックポイント、S期チェックポイント、G2/Mチェックポイント、M期チェックポイントの4つが比較的よく解析されています。この機構は正確な遺伝情報を娘細胞、ひいては子孫に伝達するための、生命にとって根源的な役割を果たしていると考えられており、この機構の異常はヒトなどのガン発生の主要な原因の一つと言われています。もし、チェックポイントが故障し、関所の

役割を果たせなくなったら、栄養と酸素が供給される限り、細胞は無限に増殖し続ける事になります。これがガンという病気の状態です。増殖が盛んな細胞ではこの細胞周期が回転して細胞数を増やしていきますが、神経細胞のように分化した細胞では、細胞周期は、原則停止しているのです。

図表 9：細胞周期

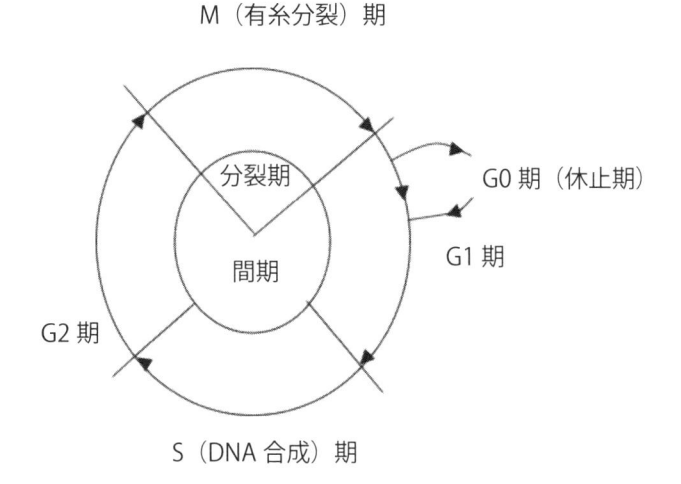

M（有糸分裂）期

分裂期

間期

G0 期（休止期）

G1 期

G2 期

S（DNA 合成）期

　この細胞周期で中心的な役割を果たしている分子は、サイクリン依存性キナーゼ（Cdk）と呼ばれるリン酸化酵素です。Cdk はそれ自身のみではリン酸化能力を持ちえず、調節サブユニットであるサイクリンとの結合が必要です。即ち、サイクリン依存性なのです。G1、S、G2、M 期の順番で細胞周期を回転させる為には、この Cdk が必須なのです。又、この回転をストップさせる役割を担う、Cdk 阻害タンパクも存在しているのです。従って、サイクリンがアクセル、Cdk 阻害タンパクがブレーキの役割を

果たすのです。

　最近、アルツハイマー病との関係で、Cdk5 キナーゼという酵素が注目されています。この酵素は、存在する細胞が特殊で、脳やすい臓 β 細胞のみに存在しています。Cdk5 の活性化サブユニットである p35 というタンパクは、正常な脳内では p35 として存在していますが、アルツハイマー病脳では p35 が p25 に変化しているのです。更に、p25 を神経細胞に導入すると、細胞内の τ（タウ）タンパクがリン酸化され、細胞は死ぬという報告が有るのです。その後の研究で、p35 から p25 への切断が、カルパインという、カルシウムによって活性化されるタンパク分解酵素によって行われる事が分かりました。このカルパインの生産が、神経細胞死を引き起こす事が分かったのです。p25 の生成は神経細胞死が誘導された時に観察されることから、細胞内で固定されていた Cdk5 が遊離されて、自由に移動できるようになった Cdk5・p25 複合体は神経細胞の生存にとって好ましくないタンパク質（タウタンパク質を含む）をリン酸化して、細胞死を加速するのではないかと考えられています。従って、もし p25 の生成を抑えることができれば、アルツハイマー病も抑えられるという可能性が示唆されたのです。

2）自殺する細胞　―アポトーシスという現象―

　今の日本では、国民の所得が上昇するに伴い、飽食の時代を迎え、高カロリー食品の過剰摂取による「生活習慣病（故日野原重明先生の命名と言われる）」が大問題になってきています。最初、糖尿病やガンが注目されていましたが（もちろん現在でも重大な疾病であることに変わりませんが）、この 10 年では認知症、特にアルツハイマー病への関心が、急速に高まってきました。これには理由があり、

① 患者数が非常に多い（2025 年には 700 万人と予想）
② 現在有効な予防・治療薬が無い

③ 神経細胞の死滅による記憶の脱落に始まり認知機能・人格の崩壊が
　起こり死に至る

④ 介護が非常に困難な場合がある

⑤ その結果、莫大な医療・介護費用が掛かる

という 5 つの理由があるからです。更に最近、認知症の可能性のあるド
ライバーによる、交通事故が多発するようになってきているのです。認
知症はヒト個人の病気ではありますが、人間社会と直接関わる病気なので
す。このような事態を踏まえ、急速な少子高齢化社会を迎えている日本に
とって、認知症の有効な治療・予防薬の開発が急がれているのです。そし
て、日本に限らず、人類全体に関わる問題なのです。世界中の研究者や巨
大製薬会社が、必死に認知症の治療・予防薬の開発に取り組まざるを得な
い所以なのです。

3 ）オートファジー（Autophagy）という現象

　オートファジー（Autophagy：自食作用）という現象があり、2015 年
のノーベル医学生理学賞を受賞した大隅先生が発見・報告した研究です。
この研究は、「細胞が、傷ついた不要なタンパク質等を分解し、再利用す
るしくみを明らかにした」（授賞理由）研究です。

　Autophagy は、細胞にアポトーシス（自殺）をもたらす一つの現
象であり、Autophagy が行き過ぎると色々な病気が引き起こされます。
Autophagy は、Auto ＋ phagy の造語で、Auto ＝自己、phagy ＝食べる
という意味です。従って「自分を食べる」、即ち「自分自身を分解する」
という意味です。基本的には細胞自体を食べる訳ではなく、細胞の中にあ
る色々な細胞内小器官の新陳代謝、即ち古くなり劣化した“部品”を分解・
除去し、新しい“部品”を補充するしくみです。例えば、部品がミトコン
ドリアであれば、「マイトファジー（mitophagy）」と言います。

　もし、何らかの原因でマイトファジーが上手く機能しなくなれば、即ち、

ミトコンドリアの新旧交代が不十分で、ミトコンドリアの「品質管理」が不能になれば、エネルギーを作り出す事がやがて出来なくなり、細胞は死に至ります。例えば、この不具合が神経細胞に起これば、神経細胞が死滅し、アルツハイマー病を引き起こす事になるのです。

Ⅳ　なぜ認知症の根本的な治療・予防薬の開発が、うまくいかないのか

その理由の一つは、認知症発症の詳細なしくみ・メカニズムに、未だ不明な点が多いからなのです。現在多くの研究者に支持されている発症のしくみは、前述したように「発症の 10 〜 20 年前からアミロイド β という小型のタンパク質が脳内に貯まり出す➡やがて次の段階として神経細胞内にタウタンパク質というタンパク質が蓄積してくる➡神経細胞が大量に死滅する➡記憶の喪失に始まる認知症の症状が確認されるようになる」という経過をたどります。アミロイド β の蓄積から認知症の発症まで、20 〜 30 年以上かかる場合が多いとされています。また、アミロイド β とタウタンパク質は、元来神経細胞においてそれぞれ役割を果たしており、脳組織にとって必要なタンパク質なのです。しかしながら時間の経過と共に、即ち加齢・老化が進むに従い、二つのタンパク質は形を変えて、神経細胞に「毒性を与える形」へ変化するのです。アミロイド β は何本かが集合してオリゴマー（集合体）を形成して脳内に蓄積し、タウタンパク質はリン酸化という反応により本来の機能を失って糸屑のような塊り（原繊維化という）となって神経細胞内に蓄積して、神経細胞に毒性を示すと考えられています。タウタンパク質の構造変化に先立って、なぜアミロイド β のオリゴマー形成が起こり、神経細胞にどんな「悪さ」をしているのか、そのメカニズムは未だ不明なのです（いくつかの説は出ていますが）。最近では、過剰なアミロイド β が貯まらないように、脳の外に排出・除去する機能を強化しようというアイデアがあるのです。即ち、脳内のゴミ・異物の除去を担当している「ミクログリア細胞」

という細胞を活性化して、余分なアミロイド β タンパクを除去しようという研究です。最近のキリングループの研究により、ビール苦味成分イソフムロンがこの活性化作用を有する事を、モデル動物（ハツカネズミ）を用いた研究で、明らかにしたのです。

　現在キリングループでは、イソフムロンが、人間にもネズミと同じ効果（ミクログリア細胞を活性化し、アミロイド β を除去）を示すかどうか、研究中と思われます。そして、イソフムロンが医薬品としてヒト患者に用いられるかどうかは、未だ何年も先の話で、イソフムロンをベース（基準）に色々な構造の類縁化合物を化学合成し、或いはコンピュータ画面上で構造をデザインし、イソフムロンより優れた（より効果が大きく副作用が少ない）医薬品の研究開発が進められます。これから少なくとも、5 〜 10 年は掛かる工程になると思われます。しかし、医薬品ではなく、機能性食品を目指すのならば、開発コスト・時間はかなり減少すると考えられます。

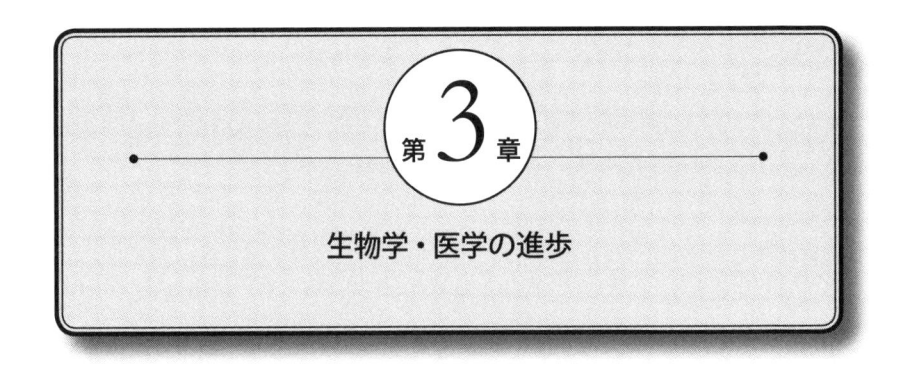

第3章
生物学・医学の進歩

Ⅰ　最近の生物学の進歩と医薬品開発
　　－ワトソン・クリックの遺伝子モデルから
　　AI、iPS 細胞、ゲノム編集へー

1．生物学の発展

　1950 年に発表された、ワトソン・クリックの遺伝子モデル（二重ラセン構造のモデル）に関する短い論文から、生物学は劇的に変化しました。遺伝子は A、T、C、G のたった 4 文字から成る情報分子（情報を持っている分子；デオキシリボ核酸「DNA」と言われる）であり、4 文字の配列順序が、地球型生命体の殆どすべて（動物、植物、微生物）にとっての、設計図である事が分かったのです。この 4 文字は、配列順序を地球環境の変化に応じて変異させることにより、多種多様な生命体（現存する、或いは既に絶滅した生物を含めて）を、30 億年以上の時間を掛けて、産み出してきました。A、T、C、G 4 文字の配列順序を変異・変化させることにより、原始生命体からこのように多種多様な生命体を作り出すメカニズムには、驚くばかりではなく、生命体のしぶとさにも感心するのです。A、T、C、G は「塩基」と呼ばれる化合物で、A はアデニン、T はチミン、C はシトシン、G はグアニンの略称・表記法です。これらの塩基と言う化合物が、隕石など、宇宙から直接地球に持ち込まれたのか、或いは原始地球の海底（例えば熱水鉱床）で造られた化合物であるのかは、未だ結論は出ていません。又、4 文字の中で、T の代

わりに U（ウラシル）を用いた A、U、C、G からなる RNA（リボ核酸とい
う）が、DNA に先立って、地球上に生まれたのではないかとの説もあります。
RNA が支配した一時期の原始地球の生物界を「RNA ワールド」と言い、現
在のように DNA が支配的な地球の生物界を「DNA ワールド」と呼んでい
ます。RNA と DNA を化合物として比べると、RNA は DNA に比べ不安定
です。そこで RNA は、自分が持つ 2 つの機能、即ち①遺伝情報と②タンパ
ク質をつくるための情報の一人二役を、①は DNA へ、②に RNA が専念す
るという役割分担を完成させた可能性が高いのです。従って、RNA ワール
ドの期間はかなり短く、直ぐに DNA ワールドが成立したと思われます。又、
一部のウイルス（エイズウイルス、成人型白血病ウイルス ATL などの RNA
ウイルス）は、DNA ではなく RNA を有し、RNA の不安定さを利用して自
ら変異を繰り返して、人間の免疫システムを逃れている可能性があるのです。

　このような現在の「DNA ワールド」を図式に表したものを「地球型生
命体のセントラルドグマ（中心となる教義）」と言い（前出 p.6 の図表 4）、
DNA から DNA を造る工程を DNA の「複製」、DNA から RNA に遺伝情報
が写し取られる工程を「転写」、転写された遺伝情報を基にアミノ酸を連結
してタンパク質を造る工程を「翻訳」と言います。このようにして作られた、
多くのタンパク質を用いて、自己保存・種保存に対応した行動を取るのです。

　ヒトの体は 60 兆個の細胞から成り立ち、60 兆個の細胞はお互いに情報
交換をしながら、一つの統合体として活動しています。この統合の中枢は大
脳であり、電気シグナルや化合物（ホルモン等）を用いて他の組織・器官と
情報交換をしているのです。又、機能別に、例えば免疫システムでは、免疫
細胞（T 細胞、B 細胞、マクロファージ等）同士でインターロイキン等の化
合物を用いて、情報交換をしています。

2．病気の原因

　病気の原因は、大きく二つに分かれます。一つは病気の原因が体の外から

やってくる場合です。有毒物質（石綿：別名アスベスト、PM2.5、重金属、麻薬等）や病原微生物（大腸菌 O-157、肝炎ウイルス、エイズウイルス等）があります。これらを防ぐ為には、有毒物質そのものを除く事や感染経路を断つ事が重要です。もし、病原微生物の体内への侵入を許し、発症した場合には、医薬品を使う事になります。二つ目は、主に自分の体内部の経年変化（老化、エイジングと言う）が病気の原因となる場合です。宇宙には「時間」という、「過去から未来への流れ」があり、その流れの中で、宇宙の空間の広がりや物質の変化・変質が絶えず起こっているのです。この宇宙の法則を、前出の熱力学第二法則の「エントロピー増大の法則」と言い、別の表現をすれば「エネルギーを外から与えない限り、秩序ある状態から無秩序な状態へ自ずと変化する」という法則です。全ての生命体は、単細胞にしろ、人間のような多細胞生命体にしろ、「細胞内に或いは細胞間で、統合された秩序を作って生命活動」を営んでいます。即ち、生命体は、自分が無秩序にならないように、外からエネルギーを取り込んで（自分の使い易いエネルギーに変換し）、自分自身を統合して秩序を構築し、生きていかねばならないのです。更に、地球型の生命体の問題点は、人間を含めた多くの好気生物（文字通り空気を必要とする生物）は、酸素を使って生命活動に必須なエネルギー物質 ATP を効率良く作り出しているのです。酸素は非常に反応性に富んだ元素で、それゆえに効率良くエネルギー物質 ATP を作り出せるのですが、酸素の燃えカス・廃棄物として生ずる「酸素ラジカルなどの活性酸素」が更に反応性に富み、生命体内部の遺伝子やタンパク質に傷を付けるのです。その結果、統合された秩序が崩れ出し、徐々に老化が進んでゆくと考えられるのです。勿論、生命体は自前で活性酸素を消去するしくみをいくつか持っているのですが、これらのしくみ自体も徐々に老化して行くのです。従って、エネルギーを調達しながら生きて行かざるを得ないが、「エネルギーを生み出すこと自体が、時間の経過と共に老化を進める」という自己矛盾を抱えているのです。活性酸素が老化の主な原因と言われる所以なのです。

II　医薬品研究の新しい潮流

　病気とは、病気の原因となるものと生命体（人間）との相互作用から生ずる、生化学反応の結果です。その相互作用が生命体にとって有害ならば、治療・予防の対象になります。発病を防ぐ為には、相互作用、即ち生化学反応を断ち切るか、或いは無害の方向に導くことが必要になります。具体的には、病原体が微生物やウイルスならば、増殖を止めるか殺菌が必要になり、薬剤の投与になります。この目的の為にペニシリンを始め、多くの抗生物質が開発され、特に結核菌を抑える事ができるようになり、人類の平均寿命が大きく伸びました。しかし大量の抗生物質の使用により、耐性菌を産み出すことになり、抗生物質の利かない「多剤耐性菌の出現」が大きな社会問題となっています。

1．最近の医薬品開発の潮流と問題点
　　─免疫システム、遺伝子工学と AI の融合─

1）Precision Medicine（精密医療）Iniciative

　オバマ大統領の一般教書演説（2015.1.20）で述べられたオバマケア（米国医療皆保険制度）の一環として紹介されました。この方針は、アメリカ国民を特定の疾患にかかり易い集団に分類し、この集団毎の治療法を確立し、それに基づいた医薬・医療サービスをアメリカ国民に提供するしくみです。

　実例としては、まず患者の肺ガンに関与する遺伝子の変異（塩基）を特定し（数種類の変異塩基パターンに限られる）、生じた異常タンパク（増殖に関与する酵素や情報分子タンパク）の構造を明らかにする。次に、この異常タンパクに対応・結合する分子標的薬（ヒト遺伝子組換えモノクローナル抗体薬）を作成し、使用する治療法です。同じような手法で、すい臓ガン、皮膚ガン等の各種ガン細胞に有効な医薬を提供する事が可能となります。以前に提案されていた、患者個人ベースで行う高額の

Personalized Medicine（個別化医療）に比べ、Precision Medicine は医療費が安いと考えられています。

2）Drug Reposioning（既存薬を別の病気の治療薬へ）

　既に医薬品として政府（厚生労働省）から認可を受けている医薬品を、別の病気の治療薬としても使用できないか、世界の製薬会社で検討が始まっています。既存薬の体内動態（DDS: Drug Delivery System）や毒性のデータをそのまま利用でき、医薬の研究開発の時間とコストを減らせる利点があります。

　一般的に、一つの医薬品は複数の作用点を有する事が多く、別の病気の治療薬となる可能性が高い場合があるのです。

　　例1：インシュリン、ピオグリタゾン（米・日で臨床試験中）
　　　　糖尿病 ➡ アルツハイマー病
　　例2：サリドマイド（以前薬害訴訟；異常胎児の誕生）
　　　　制吐剤 ➡ ハンセン病、抗ガン剤（多発性骨髄腫）
　　例3：シデナフィル（バイアグラ）
　　　　狭心症（心臓冠動脈拡張剤）➡ 末梢血管の拡張

3）AI と遺伝子工学・免疫システムの融合による分子標的薬の実用化と問題点

　AI（IBM の Watson など）が世界で発表される医学論文（年間数万と言われる）を解析し、特定のガンに直接関連する遺伝子変異を同定し、その情報を基に、変異タンパクと結合する抗体タンパク（分子標的薬）を設計・製造できます。

　　例：免疫チェックポイント阻害薬オプジーボ（ヒトが持つ免疫力を最大
　　　　限引き出す、新しいタイプのガン免疫治療薬；外科手術・制ガン

剤・放射線治療に続く第 4 の治療法）が開発されました。開発者の
京都大学特別教授・本庶佑博士は、この功績により、2018 年ノー
ベル生理学・医学賞を受賞しました。皮膚ガン、すい臓ガン、肺ガ
ンにも有効です。但し、高額な分子標的薬の薬価が医療制度を圧迫
し、問題となっています。

その他、AI による病気の診断、iPS 細胞による再生医療の進展（眼の網
膜の再生、ドーパミン産生神経細胞によるパーキンソン病の治療）、及び
ゲノム編集技術の応用が、急速に世界に展開されつつあります。

2．アルツハイマー病は単なる病気ではなく、社会問題の一つ

最近、アルツハイマー型認知症薬の開発方針が変更され、「治療から予防へ」
と大きく舵が切られました。神経細胞が死滅してからでは遅すぎ（今の治療
法では神経細胞を再生できない）、治療ではなく予防薬の開発へ努力すべき
との認識が、日本及び世界での共通認識になって来ています。そこで、認知
症の発症を遅くする薬剤の開発を目的とするならば、認知症予備軍（軽度認
知障害；MCI=Mild Cognitive Impairment）への候補物質の効果を、判定
する必要が有ります。

又、神経細胞だけではなく、脳細胞の大多数を占めるグリア細胞、特にミ
クログリア細胞の活性化を考え、アルツハイマー型認知症の原因物質と考え
られるアミロイド β タンパクを除去する方法も可能です。2015 年公開の
キリンの特許には「ビール苦味成分イソフムロンはミクログリア細胞を活性
化し、アルツハイマー型認知症原因物質アミロイド β を除去する」との記
載が有ります。後で述べますように、日本政府はこの特許に注目し、「ホッ
プ由来苦味成分イソフムロンの予防効果により、認知症の発症を 5 年遅らせ、
患者を半減させる事を期待」して、内閣府が政府助成金を出すことに決定し
たのです。

　「日本の国家予算の三分の一を占める年金・福祉・医療関連予算ですが、総人口に占める高齢者の割合の増加に伴い、益々国家予算を圧迫するようになってきています。

　又、アルツハイマー病に関して言えば、介護施設の負担増や高速道路逆走、ブレーキとアクセルの踏み違いによる交通事故の増加は、大きな社会問題となっています。従って、財政上への負担増のみならず、社会全体への負荷の増大が深刻な状態になっています。このような背景から、アルツハイマー病の予防薬・治療薬の研究開発が急がれており、期待されている所以であるのです。」

ガン・アルツハイマー病と
ビール苦味成分

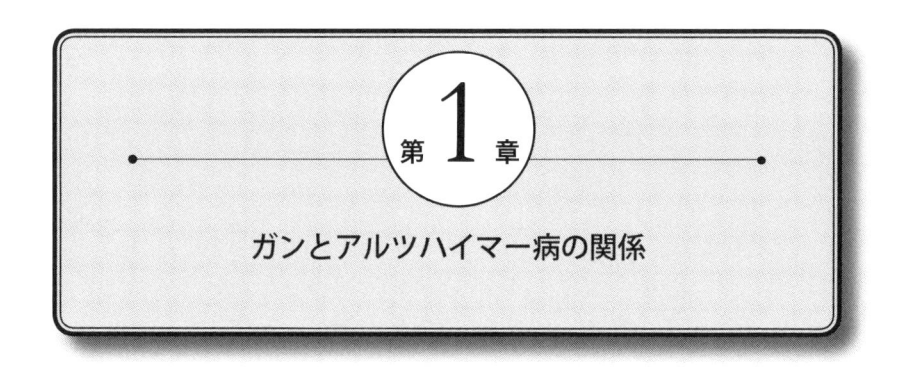

第1章

ガンとアルツハイマー病の関係

1　ガンとアルツハイマー病はコインの裏表

　一言で言えば、ガンとは細胞が異常に分裂・増殖する病気であり、逆に、アルツハイマー病は神経細胞が異常に死滅する病気です。即ち、細胞の数を基準にすると、異常に増えるのがガン、異常に減るのがアルツハイマー病という事なのです。両病気とも、細胞の数をコントロールするしくみの不具合が原因と考えられます。

　前述しましたが、イタリアの研究者マッシモ・ムジッコは、イタリア北部の住人 100 万人以上を対象とした疫学研究を行い、2004 ～ 2009 年の間に、ガン患者が 21000 人以上、アルツハイマー病患者は 3000 人弱、両方を発症したのは 161 人のみであったと、2016 年に報告しています。この結果から、アルツハイマー患者がガンになる確率は 43% 減少し、ガン患者がアルツハイマー病になる確率が 35% 減少すると結論しました。即ち、アルツハイマー患者はガンになりにくく、ガン患者はアルツハイマー病になりにくいと言う事なのです（図表 10 を参照）。

図表 10：ガン及びアルツハイマー病患者数

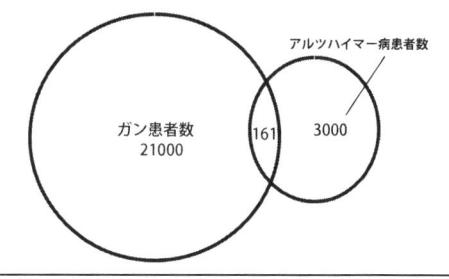

　前述しましたが、米国のワシントン大学（セントルイス）の研究者キャサリン・ローは 65 歳以上を対象にガン患者とアルツハイマー病患者との関係について研究し、ガン抑制遺伝子の TP53 が関係している可能性を、2005年発表の論文に示唆しています。このガン抑制遺伝子は、アルツハイマー患者では活発であるが、ガン患者の 50% では、不活性化していると指摘しています。二つの病気に関連があると言うのは、一方の病気が他方の病気の発症を防ぐと言う意味ではなく、二つの病気が二律背反、即ち「コインの裏表の関係」或いは「シーソーの関係」にあるという事なのです。

　従って、ガンとアルツハイマー病とに共通する発症のメカニズムを明らかにすることができれば、新しい治療・予防法の発見につながる可能性があるのです。一つの可能性として、両病気の発症には、「アポトーシス」というしくみが関与していると推察されます。

図表 11：アポトーシス（細胞の自殺）のバランスが良い場合

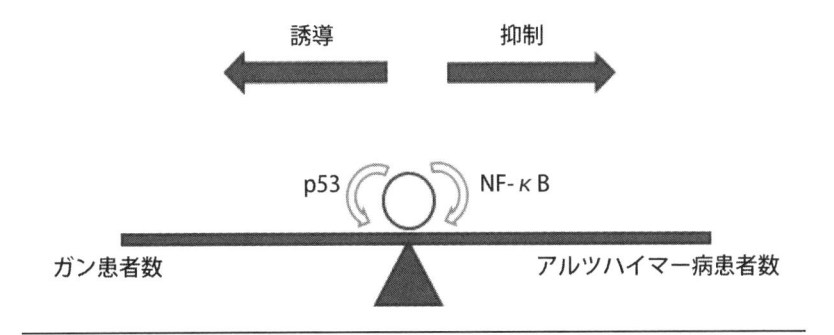

　上図で、白丸を「細胞死」（アポトーシス；細胞の自殺）とすると、アポトーシスが「誘導」され白丸が左側に転がると、ガン細胞が自殺し、即ちガンが寛解し、「ガン患者数」が減少します。一方、脳細胞にアポトーシスが誘導されるので、脳細胞が死滅し、「アルツハイマー病患者数」は増加します。

　逆に、アポトーシスが「抑制」され白丸が右側に転がると、ガン細胞が自殺しなくなってガンが進行し「ガン患者数」が増加します。一方、脳細胞へのアポトーシスが抑制されれば、脳細胞が生存し、「アルツハイマー病患者数」は減少します。

　更に複雑な事に、「アポトーシス誘導」に対するブレーキのしくみがあり、「アポトーシス抑制」に対するブレーキのしくみも有るのです。即ち、アポトーシスを調整する為に、4つのしくみが有るのです。

　まとめると、以下の①〜④のようになります。

　　アポトーシスが「誘導」される条件、即ち白丸が左側に回転する場合とは、
　　　　①「誘導」への ON のシグナルが入る。
　　　　②「抑制」への OFF のシグナルが入る。
　　　　（或いは①と②が同時に起こる場合）

　　アポトーシスが「抑制」される、即ち白丸が右側に回転する場合とは、
　　　　③「抑制」への ON のシグナルが入る。
　　　　④「誘導」への OFF のシグナルが入る。
　　　　（或いは③と④が同時に起こる場合）

　従って、上記の4つのしくみの何れかに情報が入れば、アポトーシスが「誘導」、或いは「抑制」されるのです。最近の研究から、これらの4つのしくみへの情報の出し方など、生物の情報伝達のしくみが明らかになって来ています。特許によれば、リン酸化酵素（キナーゼとも言う）やリン酸化酵素に結合する化合物が、アポトーシスを制御（活性化や阻害）する①〜④のしくみに深く関わっていることが、明らかになりつつあります。又、イソフムロンや、構造が類似するイソフムロンの類縁化合物が、リン酸化酵素と複雑な相互作用をする事も、明らかになりつつあります。

アポトーシスの制御のしくみには非常に多くの因子が関係し、その全体像も複雑で、未だ解明されていません。従って、本書では、筆者が理解している範囲で、フムロン及びイソフムロンの、アポトーシスへの作用について、以下のようにまとめたいと思います。

アポトーシスの制御に関与する因子の中で、TP53 は「ガン抑制遺伝子」として有名で、この遺伝子の産物 p53 タンパク質は、核転写因子としてガン細胞にアポトーシスを誘導し、ガン細胞を自殺に導く働きを持っています。又、NF-κB も「核転写因子」の一つで小型のタンパク質であり、遺伝子にスイッチを入れる役割を果たしています。後で述べるように、筆者の共同研究者の実験から、フムロンは核転写因子 NF-κB の機能を阻害する事を発見し、学会誌にも報告しています。又、イソフムロンに関しては、最近の特許から、生物の情報伝達機構に重要な役割を果たしている種々の「リン酸化酵素」と結合し、酵素活性を調整（活性化或いは阻害）する事により、情報伝達を調整する因子（modulator; モジュレーター）として考えられています。

p53 遺伝子と核転写因子 NF-κB との間でバランスが取れていれば、ガンやアルツハイマー病にもならず、健康体であるという事になります。この状態をシーソーの絵で描くと次のようになります。白丸で示した「アポトーシス」は、右にも、左にも転がりません（図表 12 を参照）。

図表 12：アポトーシスのバランス

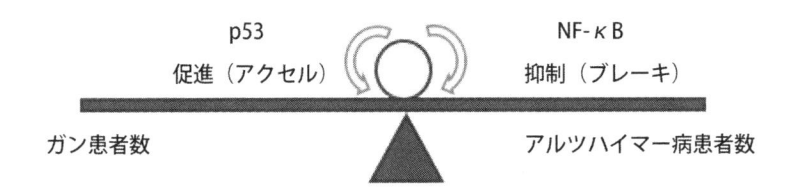

p53　促進（アクセル）　　NF-κB　抑制（ブレーキ）

ガン患者数　　　　　　　　　　　　アルツハイマー病患者数

　このバランスが崩れ、アポトーシスが促進されれば、即ち白丸が左側に移動すれば、シーソーは左に傾き、アポトーシスが抑制されれば、即ち白丸が右側に移動すれば、シーソーは右に傾く事になります。

　このシーソーのイメージを使って、ホップ成分フムロン及びイソフムロンのアポトーシスへの作用のメカニズム、そして、ガン患者数・アルツハイマー病患者数の増減との関連について説明します。

（１）フムロンの NF-κB への阻害作用
　　（②のしくみに相当；「抑制」への OFF シグナル）

図表 13：フムロンによる核転写因子 NF-κB への阻害作用

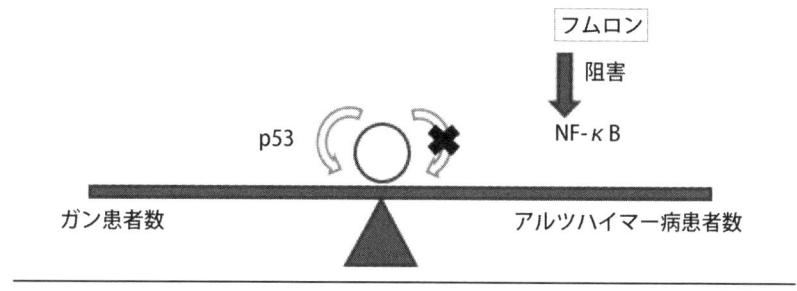

　フムロンの NF-κB への阻害作用により、「アポトーシス抑制」のブレーキが外れた事になり、白丸（細胞死）が右回転する事が出来なくなります（図表 13 を参照）。従って、p53（ガン細胞にアポトーシスを誘導する核転写因子）の働きが優勢になり、白丸（細胞死）が左回転し、ガン細胞が自殺し、ガン患者数がシーソーに示すように減少（左側が下降）します。即ち「アポトーシス誘導」が優勢となり、脳細胞は自殺するのでガン患者数は減少します。一方、神経細胞も死滅するので、アルツハイマー病患者数は増加（右側は上昇）します（図表 14 を参照）。

図表 14：バランスは左側へ傾く

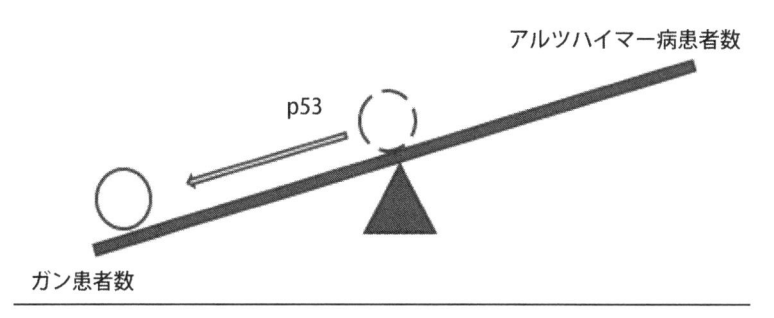

（2）イソフムロンの p53 への阻害作用

　（④の仕組みに相当；「誘導」への OFF シグナル）

図表 15：イソフムロンの p53 への阻害作用

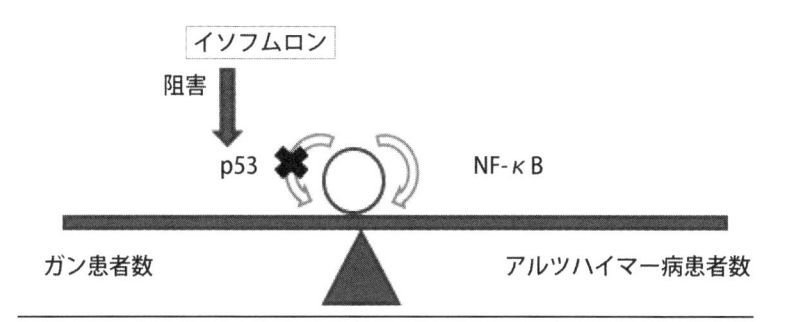

　イソフムロンの核転写因子 p53 への阻害作用により、「アポトーシス誘導」が OFF になり、NF-κB（ガン細胞へのアポトーシスを阻害する核転写因子）が優勢となり、白丸（細胞死）が右回転し（図表 15 を参照）、その結果ガン細胞が自殺せず増殖し、ガン患者数が次のシーソーに示すように増加（左側が上昇）します。一方、脳細胞は死滅せず生存し続けるので、アルツハイマー病患者数は減少（右側が下降）します（図表 16 を参照）。

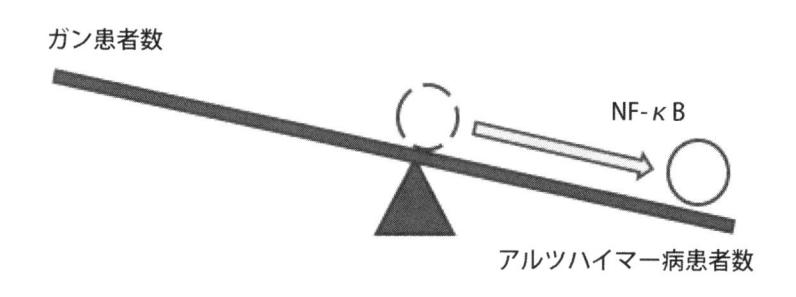

図表16：バランスは右側へ傾く

ガン患者数

NF-κB

アルツハイマー病患者数

　従って、まとめますと、フムロンはアポトーシスを誘導してガン細胞も神経細胞へも死をもたらすので、ガン患者は減少し、アルツハイマー病患者は増加します。一方イソフムロンは、アポトーシスを抑制（阻害）するので細胞死は抑制され、ガン患者は増加し、アルツハイマー病患者は減少します。

　しかし、現実のアポトーシスという現象は、NF-κBやp53のみならず、多数の因子が複雑に相互作用する事によって生ずる生物現象なのです。フムロンのNF-κBへの転写活性阻害作用は、筆者の共同研究者の実験結果から明らかになっています。一方、イソフムロンに関しては、「核転写因子PPARγへ作用してアポトーシスを抑制する」という研究結果は発表されています。「イソフムロンのp53への直接的な阻害作用」についての研究報告は、現在のところ有りませんが、「プロテインキナーゼ」という酵素を介して、p53タンパク質の機能へ作用している可能性が有ります。

　最近公開された特許に「ホップ及びアカシア産物によるプロテインキナーゼ調節」（JP2009-504657A）、「ベータ酸に基づくタンパク質キナーゼ調節癌治療」（JP2009-541326A）、「3-シクロペンタジオン（イソフムロン類縁化合物）多重標的プロテインキナーゼ・モジュレーター（modulator）」（特願2010-538119）があり、これらの特許に注目しています。ガンとプロテ

インキナーゼとの関係については、詳細な研究が蓄積されており、キナーゼはガン細胞の増殖、移動（転移）、浸潤、アポトーシス（細胞死）の調節に関与しています。

　前述したように、プロテインキナーゼはタンパク質のチロシン、スレオニン、セリン等のアミノ酸の水酸基をリン酸化し、そのタンパク質を活性化、或いは失活させる酵素です。又、リン酸化酵素が、自分自身をリン酸化して酵素活性を調整する（自己リン酸化という）しくみで、二重のリン酸化のしくみを用いて、シグナル強度の強弱を調整（modulate; モジュレート）しているのです。イソフムロンは、キナーゼ活性を調整する事を介して、p53 タンパク質の機能に影響を与えている可能性があると考えられます。

　又、受容体型チロシンキナーゼの仲間で、Rse チロシンキナーゼ 3(TYRO3)という酵素は、脳の神経細胞をアポトーシスから保護する働きに関与している酵素です。イソフムロンは、p53 ではなく、直接 TYRO3 に作用している可能性も有ります。即ち、リン酸化・脱リン酸化されると、TYRO3 タンパク質等の立体構造が変化し、活性化・増強、或いは失活・減弱して、ON・OFF の切換えが行なわれるのです。

　更に、最近注目されているタンパク質に、ガン及びアルツハイマー病発症に関与する「Pin1」タンパク質があります。前述した研究者達と同様に、Boston Healthcare System の Jane A. Driver は、論文（2013 年）に「ガンは、アルツハイマー病、パーキンソン病、ダウン症などの神経疾患と逆相関関係にある」と述べています。このように、統計学的研究から、「有る病気に罹っていると、別の病気の発症リスクが低下する」という事を、inverse comorbidity（逆相関関係）があると言います。多くのガンサバイバーのアルツハイマー病発症リスクは、有意に低かったのです。一方、アルツハイマー病以外（脳卒中、骨関節炎、白内障、加齢黄斑変性症）の発症リスクは、有意に高かったのです。そこで浮かび上がって来たのは、ガン患者に多く、アルツハイマー病患者に少ないとされる「Pin1」といタンパク質なのです。

　Pin1 とは、プロリルイソメラーゼ（Prolyl isomerase）或いはペプチジルペプロリルイソメラーゼ（Peptidylprolylisomerase）という酵素の略称で、PPIase、又は Pin1 と略記されます。この酵素は、タンパク分子中のプロリン残基のシス・トランスの異性化を触媒する酵素であり、全ての生物にその存在を知られています。

　そして最近注目されている理由は、この Pin1 タンパク質が、アルツハイマー病の原因とされている 2 つのタンパク質、アミロイド β とタウタンパク質の生成・蓄積に関与する事が明らかになって来たからです。更に Pin1 には、リン酸化された p53 を安定化・活性化する作用が有り、ガン細胞へアポトーシスや細胞死を誘導する事が明らかになっています。

　即ち、Pin1 は、ガンとアルツハイマー病に密接な関係を持っているのです。

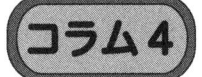

ガン及びアルツハイマー病発症に関与する「Pin1」タンパク質の働き

　東北大学農学部・分子酵素学研究室の分子細胞科学講座に記載の「Pin1 研究の成果」(http://www.agri.tohoku.ac.jp/enzyme/theme_pin1_2.html) によれば、「Pin1」には 4 つの機能があります。

① 細胞周期への作用：Pin1 は細胞周期の制御因子であるサイクリン D1 の発現・安定化に関与していると推察されています。

② p53 への安定化作用：Pin1 は、リン酸化された p53 を安定化・活性化し、p53 標的遺伝子プロモーター部位に結合してそれらの遺伝子を発現させ、アポトーシス・細胞死を誘導する作用を有します。単純に考えると、Pin1 が十分量有れば、ガンは抑制されるが、アルツハイマー病は発症する可能性が高くなります。逆に Pin1 が不足すれば、ガンは増殖しますが、アルツハイマー病の発症の可能性が低くなります。

③ c-Myc の分解促進作用：Pin1 は、ガン遺伝子 Myc の産物である c-Myc タンパク質の構造を変える事により、脱リン酸化を行ってユビキチン化を促進する事により、c-Myc が速やかに（半減期 30 分以内で）分解・除去されます。従って、Pin1 によって、ガン化が抑制されます。ユビキチンとは「一種の目印」であり、この目印を持つタンパク質は、プロテアソームと呼ばれる細胞内装置により、不要と見なされ、分解されます。

④　アルツハイマー病等の加齢性神経変性疾患の発症抑制作用：
Pin1 は、リン酸化されたタウタンパク質に作用して構造を変え、
その後フォスファターゼ（脱リン酸化酵素）により過剰なリン酸
を除去されます。その結果、タウタンパク質は凝集できず、アル
ツハイマー病を発症しないと言うストーリーです。

　Pin1 はその異性化作用により、p53 やタウタンパク質の「構造を変え」、
その結果、ガン細胞の抑制やアルツハイマー病等の発症を抑制する事が可能
であるとの事なのです。即ち、簡単に言うと、Pin1 の生産量が多いか少な
いかで、ガン細胞の抑制か増殖か、アルツハイマー病が発症するか抑制され
るのか、が左右されるのです。

　しかし、ガン、アルツハイマー病等の発症には、多くの因子の相互作用が
関係しているので、Pin1 のみで説明できるのかどうかについては、今後の
研究結果を待たなければなりません。

　又、イソフムロンに関して言えば、イソフムロンの p53 のリン酸化への
干渉・調整の可能性が高いと考えていますが、Pin1 タンパク質への作用を
介して、間接的に p53 の安定化に干渉し、p53 のアポトーシス誘導作用を
阻害している可能性も有ります。

　上記の筆者の「シーソーのモデル」で、「ガン・アルツハイマー病の逆相
関関係」を説明できるかどうかは、今後の研究結果を待たなければなりません。

II　ガンと核転写因子 NF-κB の関係

　前述のように、ガン細胞内で NF-κB が活性化されると、抗ガン剤に対して抵抗性になって死ににくくなり、転移を起こしやすくなることが知られています。一方、NF-κB の活性を阻害する薬を併用すると抗ガン剤の感受性を高めることができることが多くの実験で明らかになっています。

　植物に含まれるセスキテルペン（Sesquiterpene）類は、抗炎症作用や抗ガン活性などの作用によって注目されています。

　パルテノライド (Parthenolide) というセスキテルペンが、NF-κB を強力に阻害することが報告されています。このパルテノライドという物質は、欧米で関節炎や偏頭痛の治療に使われているフィーバーフュー（Tanacetum parthenium, ナツシロギク）というハーブの主成分です。

　パルテノライドとよく似たセスキテルペンにコスツノライド (costunolide) があります。コスツノライドは木香という生薬に含まれており、発ガン予防効果などが幾つも報告されている物質です。パルテノライドやコスツノライドなどのセスキテルペン類には、ガン細胞の NF-κB の活性を阻害することによって、抗ガン剤の効き目を高める可能性が報告されています。

　また、ブドウの皮などに含まれるレスベラトロール（Resveratrol）という物質は、ガンへの予防効果が報告されていますが、NF-κB 阻害作用も報告されています。ウコンに含まれるクルクミンは抗酸化作用や抗炎症作用によるガン予防効果が報告されていますが、クルクミンは NF-κB 活性を阻害するという報告もあります。

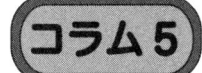

NF-κB の薬理作用

　NF-κB（nuclear factor κB）は細胞質に存在し、IκB（inhibitor of κB）と呼ばれる制御タンパク質と複合体を形成し、不活性型で細胞質に局在しています。炎症性刺激や酸化ストレスによりIκBのセリン基をリン酸化する酵素複合体であるIκBキナーゼ（IKK）が活性化されてIκBをリン酸化し、さらにタンパク分解の目印となるユビキチンが結合し、プロテアソームで分解されます。IκBでマスクされていた核内移行シグナルが露出して、NF-κBは核に移行できるようになります。NF-κBはDNA上のκBモチーフ（塩基配列 GGGACTTTCC）と呼ばれる配列に結合し、目的遺伝子の転写活性化を行います。ガン細胞内でNF-κBが活性化されると、抗ガン剤に対して抵抗性になって死ににくくなり、転移を起こしやすくなることが知られています。NF-κBの活性を阻害する薬を併用すると抗ガン剤の感受性を高めることができることが多くの実験で明らかになっています。ホップ成分のフムロンは強力にNF-κBを阻害するので、抗ガン剤の感受性を高めると思われます。ブドウの皮などに含まれるレスベラトロール（Resveratrol）は、NF-κB阻害作用があり、ガン予防効果が報告されています。ウコンに含まれるクルクミンもNF-κB活性を阻害し、抗酸化作用や抗炎症作用によるガン予防効果があるとの報告があります。その他、植物に含まれるセスキテルペン（Sesquiterpene）類も、抗炎症作用や抗ガン活性などの作用によって注目されています。

　NF-κB 活性化の阻害するセスキテルペンラクトンなどは、ガン細胞の増殖を阻害するのです。

　近年、カフェイン酸フェネチルエステル（CAPE）がガン細胞を死滅させる機構が明らかになりました。CAPE によるアポトーシスは NF-κB の活性阻害のみに起因し、NF-κB の活性が阻害されると、Bax タンパク質（アポトーシス誘導作用を有する）の発現が誘導され、caspases-9 酵素が活性化して、アポトーシスが実行されるというメカニズムです（渡部正彦らの研究結果；https://kaken.nii.ac.jp/ja/grant/KAKENHI-PROJECT-15790100）。このメカニズムがフムロンにも適応できるかどうかは不明ですが、可能性はあります。

III　ガンとガン抑制遺伝子 TP53 の関係

　前述したように、TP53 は「ガン抑制遺伝子」として有名で、ガン細胞にアポトーシスを誘導し、ガン細胞を自殺に導く働きを持っています。

　又、心臓や神経細胞には、ガンにならない、或いはなりにくい理由があります。基本的には、心臓や神経細胞は分裂できない、即ち、生まれてからある程度増えると、後は一生その細胞で、生きてゆくのです。心筋細胞や神経細胞は、特殊な機能に特化した細胞であり、心筋は血液を送り出して回収するポンプの役割を、神経細胞は電気信号を造り出して情報ネットワーク構築する役割を担っています。一つの受精卵から出発した細胞は、分裂と役割分担（分化という）を調和させながら同時進行させて、一人前の大人にまで成長します。心筋細胞や神経細胞は、自らの特殊な機能を安定的に果たすために、分裂する能力を放棄したと言えるのです。

　もし心筋細胞や神経細胞が簡単にガンになったら、死に直結する可能性が大なので、それを避けているとも言えるのです。

　心臓にガンが生じない原因として、以下の 5 つ①〜⑤の理由が考えられています。

① 心臓は横紋筋でできていて、この横紋筋は元々分裂する能力がない。

② 心臓の温度が 40℃と高く、ガン細胞は熱に弱い。

③ 血液の流れ、即ち血流の速度が速すぎて、ガン細胞が定着できない。

④ 心臓から分泌されるホルモンの心房性ナトリウム利尿ペプチドは、ガン細胞の増殖を抑制する。

⑤ 心筋は、活性酸素に対して抵抗性を有する。

　従って、心臓はガンにならず、「死因は"心臓ガン"です」という言葉を、我々は聞いた事が無いのです。

Ⅳ　フムロンとイソフムロンのガン細胞 HL60 への作用

　ホップに含まれるフムロンは、ビール醸造中にその構造が変化し、イソフムロンへ変化します。この変化では分子式や分子量は殆ど変化せず、立体構造のみが変化する「異性化」と呼ばれる変化です。両化合物の構造式を以下に示します。フムロンの 6 員環（六角形）が、イソフムロンの 5 員環（五角形）に変化しています（図表 17 を参照）。

図表 17：フムロンとイソフムロンの構造式の比較

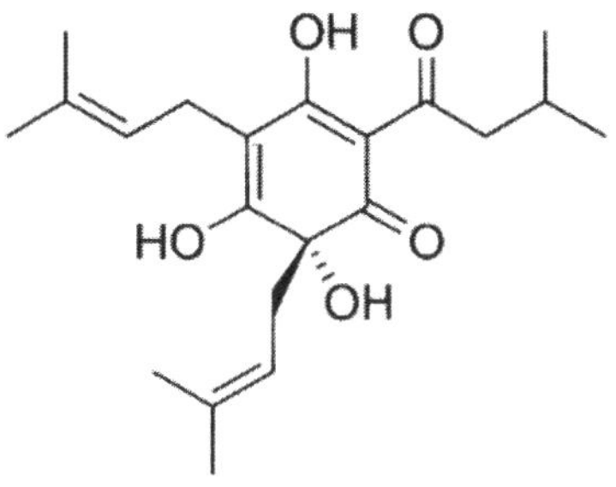

フムロンの構造式 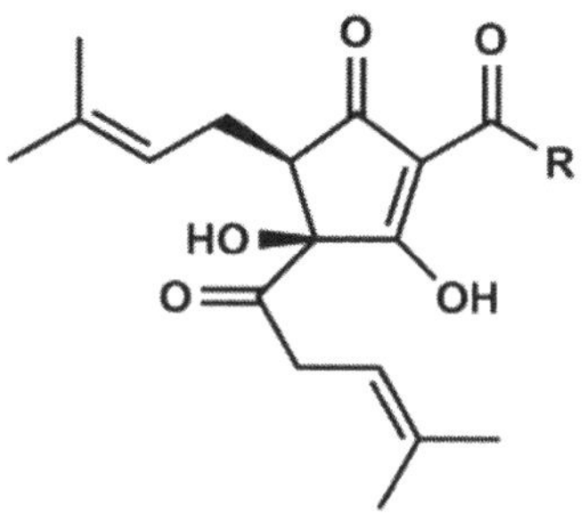　　　イソフムロンの構造式

　両化合物をガン細胞 HL60（白血病細胞の一種）に作用させ、どのような効果が出るのか、DNA 電気泳動法を用いる実験を行いました。DNA 電気泳動法の原理は、電気泳動法により DNA 断片を大きさ（分子量）により分離する方法で、以下に原理を示します。

①　細胞が死ぬと、酵素により DNA の分解が始まる。

②　断片化された DNA を、電気泳動にかける。

③　DNA はマイナス電荷を持つので、断片化 DNA を電場に掛けると、マイナスからプラス極へ、ゲル内を断片の大きさに逆比例した速度で移動する。即ち、長い断片は遅く、短い断片ほど速く移動する。

④　死ぬ細胞が多いほど短い DNA 断片が増加する。

⑤　これをエチジウムブロマイド（EtBr）という色素で DNA を染色し、UV 照射下で写真を撮る。

この写真を模式的に示すと、以下のようになります。

図表18：アガロースゲル電気泳動法

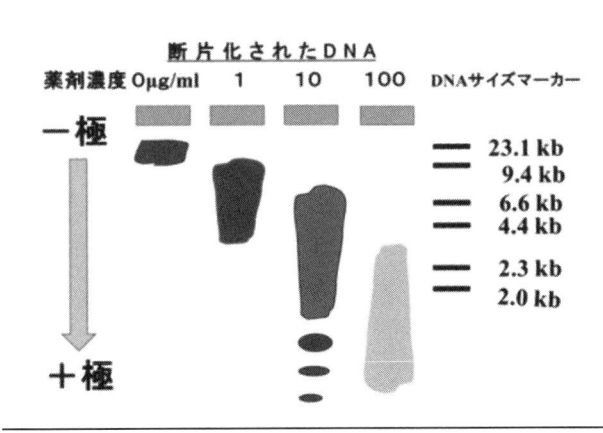

　次に、ガン細胞 HL60 にフムロン、及びイソフムロンを作用させた後の DNA 分解パターンの写真を示します。図表 19 がフムロン、図表 20 がイソフムロンを作用させた時の写真です。DNA 分解パターン（図1と図2）と生存細胞数のグラフ（グラフ1とグラフ2）も示しています。

図表 19：フムロンのガン細胞 HL60 への作用

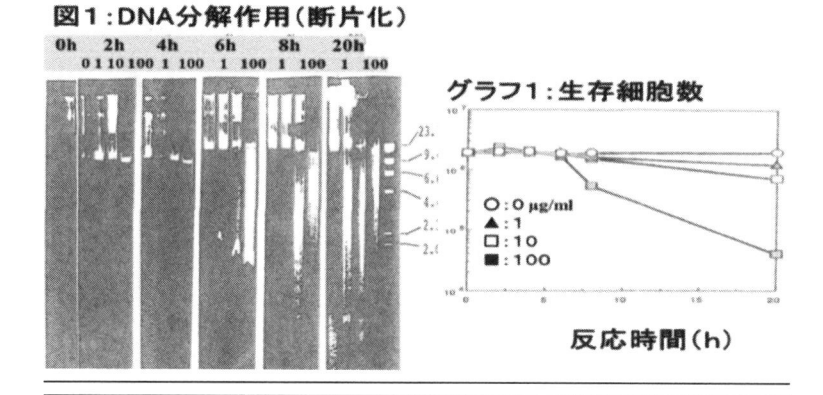

図表 20：イソフムロンのガン細胞 HL60 への作用

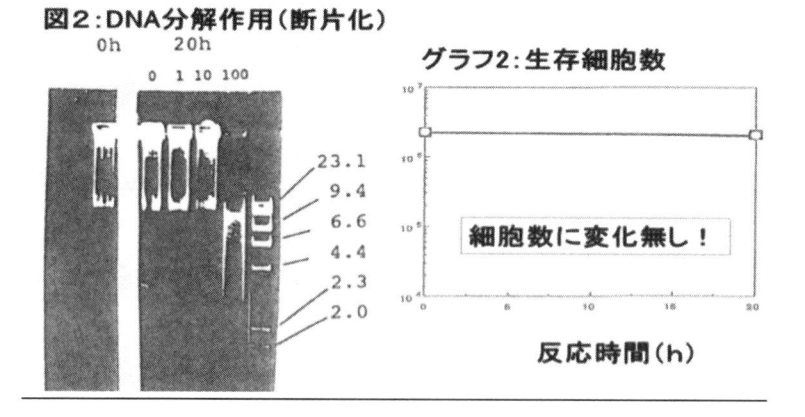

　図表 19 の図 1 及びグラフ 1 から、フムロンは、濃度及び反応時間に比例して（「依存する」という）、ガン細胞の DNA を分解し、同時にガン細胞を死滅させた事が分かりました。一方、図表 20 の図 2 及びグラフ 2 から、イソフムロンは、濃度及び反応時間に関係無く（「依存しない」という）、ガン細胞の DNA は分解されず、ガン細胞も死滅しない事が分かりました。即ち、フムロンはガン細胞に効くが、イソフムロンはガン細胞には全く効かないという事なのです。

　この結果は、筆者の予想とは全く異なっており、イソフムロンも少しはガン細胞に効くと思っていたので、非常に不思議に思いました。しかし、何年も後で分かる事ですが、これがイソフムロンの「細胞死を防ぐ細胞保護作用」という重要な作用を示したデータなのです。自分が予想した結果と異なる結果が出た時には、「何か新しい事実を発見した可能性」があり、注意すべきなのです。

Ⅴ　イソフムロンのブタ脳細胞への作用
　　　－脳細胞保護作用－

1．ブタ脳細胞 DNA への分解阻害作用

　ブタ脳細胞の一定量に、濃度を変えたイソフムロンを加えて反応させた後、DNA 電気泳動法で分析したところ、図表 21 の写真を得ました。この写真を見ると、イソフムロン濃度が 0 から 0.07、0.7、7％と増加（①〜④）するに従い、DNA が分解されにくくなり、低分子から高分子の DNA の割合が増加しています。即ち、エネルギーや酸素の欠乏の為、脳細胞はどんどん死に始めるのですが、イソフムロンを加えておくと、脳細胞はイソフムロンの濃度に依存して、死ななくなるのです。何回も実験しましたが、結果は全て同じでした。イソフムロンは、脳細胞に対して保護作用を有する事が明らかになったのです。

図表 21：イソフムロンのブタ脳細胞 DNA への分解阻害作用

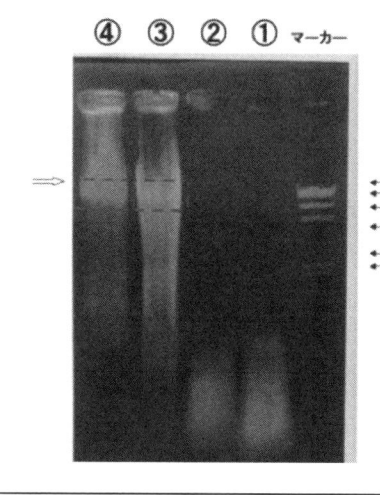

④　③　②　①　マーカー

反応液中のイソフムロン濃度は① ブランク 0%、② 0.07 %、③ 0.7%、④ 7% である。

◀── は、DNAサイズマーカーを示し、上（大きいサイズ）から順に、23.1、9.4、6.6、4.4、2.3、2.0 kb（キロベース塩基対）を示す。

2．フムロンとイソフムロンの作用の比較

　両化合物の、ガン細胞 LH60 及びブタ脳細胞への作用を比較すると、以下のようになります。

① 　フムロンは細胞にアポトーシスを誘導し、細胞を死滅させた ⇒ ガン細胞の治療に有効。

② 　イソフムロンはガン細胞の分裂に何ら影響を与えず（生存細胞数に変化無し）、アポトーシスも誘導しない ⇒ 後にブタ脳細胞を用いた実験で分かる事であるが、"脳細胞が死に直面した時" にイソフムロンは細胞が死なないように、"脳細胞を保護する作用" を有する。従って、死にそうな神経細胞が死なないように、助ける事が可能である。

　前述したように、「アポトーシス」は人間の殆ど全ての細胞が持つ自殺装置で、この装置は生命活動を維持するために元来必要な装置であり、ミトコンドリアに格納されています。しかし、この装置に誤作動が生じると、必要な細胞が大量死して、生命の維持が出来なくなります。アルツハイマー病の原因は、神経細胞にアポトーシスが誘導され、神経細胞が大量死するのが原因であるとの考えがあります。

VI　イソフムロンのウシ脳細胞への作用

　次に、ブタと同じ高等哺乳類であるウシの脳を使って、共同研究者であるウシ脳の専門家に「イソフムロンのウシ脳への作用」について実験して戴きました。図表22に示したように、イソフムロン無し（左図）では何の効果も観察されませんでしたが、イソフムロン有り（右図）では「神経突起」と言われる手足のような突起が観察されました。

　この実験結果は非常に重要で、イソフムロンが高等哺乳類の神経細胞に「神経突起形成を誘導する能力が有る」事を示しているのです。更に、この能力は、アルツハイマー型認知症の治療・予防に有効である可能性を示唆しているのです。

図表 22：イソフムロンのウシ脳細胞への作用

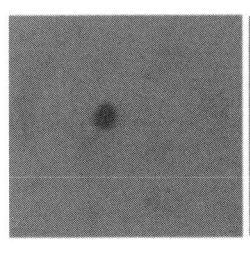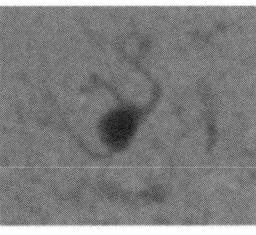

イソフムロン
無し

イソフムロン
有り

⊢──⊣　10μm

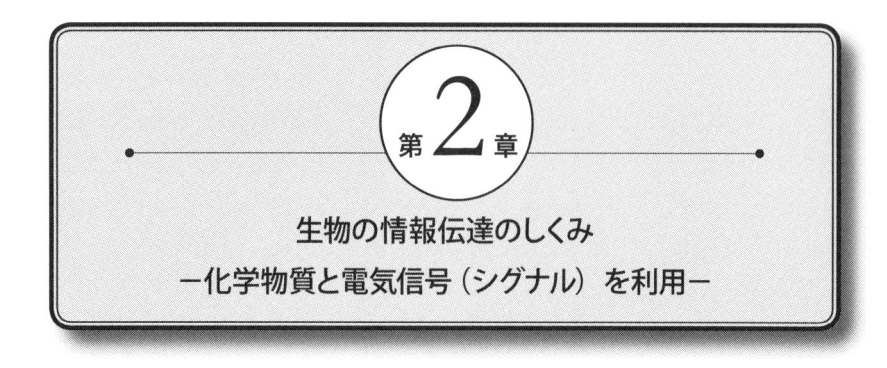

Ⅰ　化学物質を利用する情報伝達のしくみの特徴

　前述のように、人の体は 60 兆個の細胞からなり、60 兆個の細胞が統合された一個体として機能する為には、細胞同士の情報交換が必要です。それには大きく分けて、2つのシグナル伝達機構方法を用いています。一つは化学物質を用いる方法（遅い情報伝達）であり、もう一つは電気信号（パルス）を用いる方法（速い情報伝達）です。この第 2 章では、前者の遅い情報伝達法について述べます。後者の速い情報伝達方法については、第 3 章において述べます。

　又、複数の情報伝達経路が存在する時、お互いに他の情報伝達経路に影響を与える場合があるのです。これを「クロストーク；crosstalk」と言います。元々、「言い合いやおしゃべり」、或いは「電話での混線・混信」等を意味する言葉ですが、生物学では、「クロストーク」は、情報ネットワークシステムの一つなのです。このシステムで、情報伝達システムが、より精緻で複雑なものになるのですが、全体のバランスを取る為には必要なシステムと考えられています。

Ⅱ　化学物質を用いたシグナル情報伝達とはどのようなしくみか　－遺伝子への情報伝達－

　この情報伝達のしくみには、鍵と鍵穴に相当する 2 つの物質が必要です。

受容体（鍵穴に相当）に結合して情報をもたらす低分子化合物（鍵に相当）を、一般にリガンドといい、受容体とリガンドは、三次元・立体的に凹と凸の関係にあり、鍵穴と鍵の関係に似ています。人間の細胞や体には色々な「鍵穴」があります。もし、鍵（凸）と鍵穴（凹）との形がぴったり合えば、ドアが開き（反応が起きる）、合わなければドアは閉じたまま（反応は起こらず）なのです。従って、「鍵穴に合う鍵をどのようにして探すのか」が、重要なのです。例えば、ホルモン受容体とホルモンの関係になります。このリガンドが受容体に結合するのを、先回りして邪魔する物質があり、「アゴニスト」と「アンタゴニスト」で、これらの構造はリガンドと良く似ているのです。「アゴニスト」は受容体と結合して、本来のリガンドより強く、或いは弱く、情報伝達の強弱調整の役目を果たします。他方、「アンタゴニスト」は受容体と結合しても情報を伝達せず、受容体に蓋をすることになります。即ち、鍵穴に差し込めるけれど、鍵穴の中では回らない鍵という事です。アンタゴニストは、情報を完全に遮断するのです。ホルモン、或いはこのホルモンに対するアゴニスト、アンタゴニストをうまく使い分ければ、情報伝達を調節することにより、病気を治療する事が可能なのです。

　情報伝達では、外来のリガンドが受容体に結合し、その情報が核内の遺伝子に伝達されて目的のタンパク質が発現され、シグナルの伝達及び応答が完了します。

III　タンパク質の構造変化により、情報伝達を行うしくみ　−アロステリックサイトとリン酸化・脱リン酸化−

　低分子化合物とタンパク質との結合、或いは小型タンパク質とより大きなタンパク質との結合とでも、情報伝達が可能です。そして大事な事は、タンパク質は低分子化合物と結合したり、リン酸化されるとその構造を変化させると言うことです。タンパク質には低分子化合物と結合できる部位（サイト）を複数持っているものが有り、それぞれのサイトに結合する低分子化合物に

よってそれぞれ立体構造を変える事が出来、その変化によってシグナルの伝達が影響を受けるのです。そのようなサイトを「アロステリックサイト」(もう一つ別のサイト) と言い、このサイトに結合して、信号強度を強める物質を「ポジティブ・アロステリック・モジュレーター」、信号強度を弱める物質を「ネガティブ・アロステリック・モジュレーター」といいます。

　タンパク質の立体構造を変化させる方法には、もう一つリン酸の付加、或いは脱離による方法があり、二つの酵素の、リン酸化酵素（キナーゼ）と脱リン酸化酵素（フォスファターゼ）が関与します。

　前述したように、キナーゼは、タンパク質中のアミノ酸（セリン、スレオニン、チロシン）の水酸基をリン酸化し、フォスファターゼは逆に脱リン酸化を行う酵素であり、情報伝達におけるスイッチの ON、OFF の役割を果たしています。リン酸化、或いは脱リン酸化によりタンパク質の立体構造が変化する事が重要であり、その構造変化の結果がタンパク質の活性化或いは失活をもたらし、スイッチの ON、OFF の切換えを行います。

IV　クロストークという現象
　　－他の情報伝達系とも影響し合う現象－

　前述したように、クロストークという現象は、元々は電話や通信での「混信」を意味する言葉ですが、生物学では「あるシグナル伝達経路が情報を伝える時に、他の情報伝達経路と影響し合う現象」を意味します。即ち、複数の指揮・命令系統が存在し、互いに影響を及ぼすという事なのです。従って、独断専行が起こらないようにする「安全弁」という事も言えますが、互いに干渉した結果、何事も方向性が示されず、時期を失する可能性も有る「諸刃の剣」でもあるのです。

　又、別の表現を使えば、刻々変化する細胞内外の状況・環境に対応するための、「生命反応を微調整するしくみ」の一つかもしれません。

　本書で述べている「アポトーシス」という現象ですが、これは「細胞の自

殺のプログラム」であり、必要な時以外は絶対「スイッチ・オン」になっては困るので、ミトコンドリア内に格納されている装置です。しかし、必要な時（例えばガン細胞を死に導く場合）には、「スイッチ・オン」にならなければなりません。このように危険ではありますが、必要でもあるしくみのスイッチには、多くの因子が関与する事により制御されていると、考えられているのです。

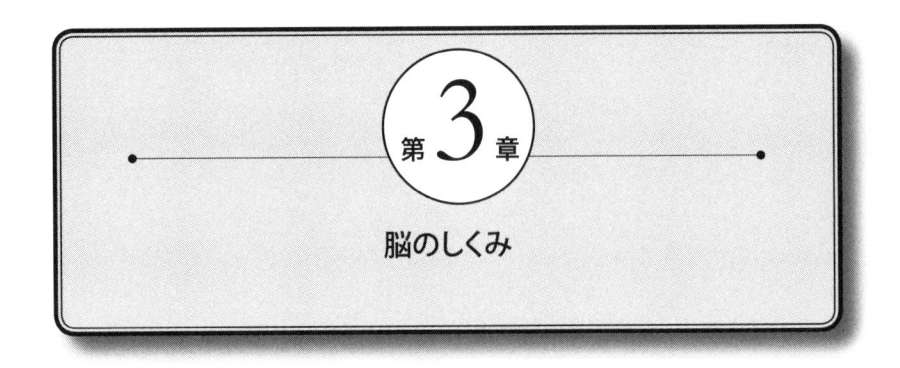

第3章

脳のしくみ

Ⅰ　脳とはどのような働きをする組織・器官なのか

1．そもそも脳とは

　脳の出発点は、受精卵から始まります。精子と卵子が合体すると、精子が持っている遺伝子と卵子が持っている遺伝子とが組換えを起こして融合し、両親からの遺伝子を受け継ぎながら、かつ新たな遺伝情報の組合せを持つ子の遺伝子が創出されます。同じ両親から生まれる兄弟姉妹では、精子と卵子は同じでも、精子の遺伝子と卵子の遺伝子の組換えの場所が、受精卵ごとに異なるので、受精卵の持つ遺伝情報はそれぞれ異なるのです。即ち、両親が同じでも、兄弟姉妹の遺伝情報はそれぞれ異なり（一卵性双生児を除き）、例えば見た目（外貌）も、鼻はお父さん似で耳はお母さん似の子もいるが、逆の子もいるし、鼻も耳もお父さん似の子もいるが、逆に鼻も耳もお母さん似の子もいるのです。従って、同じ両親から多様な性格・能力を持った子が次々生まれるのです。

　脳を造る為の遺伝情報も、精子と卵子の遺伝子から受け継ぐのですが、両遺伝子のどの部分を、どの位受け継ぐのかは、受精卵ごとに、即ち兄弟姉妹ごとに違う訳です。受精卵が無事子宮に着床すると、遺伝子が複製され、細胞が分裂して増殖を始め、細胞数が倍々に増えていきます。ただ分裂するだけではなく、色々な能力を持つ細胞の塊が出来ていき（この過程を「分化」という）、最終的には色々の臓器・器官に成長していきます。この分化の過

程で、不要な或いは有害な細胞は自ら死を選ぶ、即ち自殺する細胞もかなり
いるのです。この現象が初めて報告された時は、多くの生物学者は驚き、不
可解に思いましたが、現在は皆に受け入れられています。そしてこの現象は、
ギリシャ語に由来する言葉で「アポトーシス（Apoptosis）」（「枝から葉が
落ちる」の意味）と命名されました。我々の細胞が自ら死を選ぶことがある
という事は異常な事ではなく、例えば、神経ネットワークに参加できなかっ
た神経細胞は自ら死を選びます。又、手の指の間にある膜、即ち水掻きは陸
上生活をするようになった人間にはもはや必要無いので、生まれる前に、ア
ポトーシスのしくみによって取り除かれるのです（図表 23 を参照）。

図表 23：アポトーシスの実例
－人間のご先祖は大昔、カエルだった－

おかあさんのお腹にいる時、
胎児の手に水掻きの膜が有
る。

⬇

生まれる前に、この膜の
細胞が自ら死を選び、膜
が消失する。

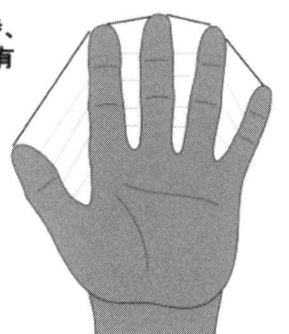

アポトーシスという現象は昆虫にもあり、キャベツや菜の花の葉を食べて
大きくなった毛虫（青虫）は蛹を作り、その後蝶になって飛び立ちます。
　毛虫と蝶の形は全く異なり、蝶には 6 本の足と羽があり、空を飛ぶことが
出来ます。蛹の中で、青虫から蝶に変身したのです。青虫の体の細胞はアポ

トーシスで自ら死を選び、代わって蝶になる細胞が新しく生じ、増殖・分化して蝶の体になるのです。もし、変身途中の蛹を割ってみたら、その中には青虫でも蝶でもない、ドロドロの細胞の塊しかないのです。

そして、人間の場合には、受精してから 10 か月余り時間が経つと、この世に誕生し、更に成長していきます。

脳には、神経細胞以外に、多くの細胞が神経細胞をお世話しており、老廃物を処理したり病原体（細菌やウイルス）の侵入を防ぐグリア細胞、神経細胞へ栄養を与える細胞などがいます。

2．脳は脂っぽい　－神経細胞にはコレステロールが多い－

以前、ウシの脳（狂牛病発生の以前には研究に用いる事ができた）やブタの脳を使って実験をしていましたが、脳組織は分厚い頭蓋骨に保護されているので、電気のこぎりで頭蓋骨を切断してから、取り出す必要が有りました。そして、脳組織に触った感じは、非常に「脂っぽい」感じなのです。

10 年以上前に、脳細胞の成分を研究していた時に分かった事は、脳細胞の主たる成分の一つは、コレステロールであるという事でした。コレステロールは、元々、脳細胞に限らず、全ての動物細胞の膜に含まれる成分であり、膜の機能を支える重要な役割を果たしています。例えば、コレステロールは、「膜の流動性」を支配する成分の一つなのです。細胞膜は、外界と細胞内とを区切る単なる「壁や仕切り」ではなく、物質の出入り（吸収と排出）や情報の伝達などの機能を受け持っているのです。コレステロールは、この細胞膜に「適度な硬さ」を与え、固過ぎず柔らか過ぎない、柔軟性を膜に与えているのです。

又、神経細胞の最も重要な機能は「電気信号（インパルス）」を伝達する事であり、一種の「電線或いは回路」の役目なのです。従って、外部への漏電を避ける為に、神経細胞の軸索（電線の部分）を絶縁する必要があるのです。この絶縁体は「シュワン鞘」と呼ばれ、鞘のように軸索を包み込み、電

気信号の漏出を防いでいるのです。このシュワン鞘の主成分がコレステロールなのです。即ち、神経細胞にとって、コレステロールは最も重要な成分なのです。事実、コレステロールが不足すると、神経細胞に障害が生じるので、アルツハイマー病の原因となる可能性があると言われているのです。

II　脳の持つ機能

1. 脳の細胞と機能

　人類は長い進化の歴史の中で、二本足で立つことにより、巨大な大脳を手に入れました。大脳の本来の機能は、自己保存・種の保存の為に、外からの情報を感知・分析・認識し、最適な行動を選択・実行する事です。即ち、情報処理機械です。大脳の優れた働きにより、言語を発明し、未来予測能力を得て、集団を形成しながら文明を築いてきました。しかし、後で述べるように、大脳には、大きな弱点・宿命があるのです。

　脳は動物が持っている情報処理のしくみで、植物や微生物は脳を持っていません。動物は文字通り「動き回る生き物」なので、自分のいる空間・周囲の状況を把握できないと、谷底へ落ちたり、水に溺れたり、天敵に遭遇したりする可能性があります。又、餌を見つけたり、繁殖するための異性を得たりする為にも、出来るだけ早い情報処理が必要となります。天敵に遭遇したら、逃げるか攻撃するかの判断も必要になり、総合的な判断も必要です。視覚（光・波長を捉えて物体の形・色・移動方向や速度を測定）、聴覚（音波を捉え音源の方向・音の強さなどを測定）、臭覚（有毒ガス、腐敗臭を避ける）、味覚（辛味、苦味等を避け、甘味・旨味の食物を選ぶ）を動員して自分の生存の維持・安全と予測が重要なのです。一方、自分の体の皮膚表面或いは体内で何が起こっているのか、痛み・痒み・温度・圧力などを受容体が感知して、末梢から中枢の脳に情報伝達し、脳が分析・判断し、その情報を又末梢にフィードバックされ、必要ならば筋肉を動かし、適切な対応が実行されます。

　ヒトの脳の組織は、解剖学的には、脳幹、小脳、中脳、大脳と分割されて

命名されており、脳幹は生命維持に直結する血圧・呼吸・体温調節などを担い、小脳は主に体のバランスや運動機能を担当し、中脳は内臓の機能調整を担っています。大脳は左脳と右脳に分かれていますが、脳梁で左右の脳が連結されており、更に髄質と皮質に分かれ、言語中枢や将来の予測、人格など高次の精神活動を担っています。ヒトの脳では、ニューロン（神経細胞）以外に、ミクログリア細胞、アストロサイト（星状細胞）、オリゴデンドロサイトが存在しており、これらの細胞が協力して脳の機能を果たしています。従って、認知症におけるこれらの細胞の機能や関与も、考慮する必要があります。神経細胞への栄養補給や脳内に蓄積する廃棄物の排出、脳の炎症抑制を行っている細胞があります。

　特にミクログリア細胞（免疫に関与するマクロファージ系の細胞と言われる）は、アミロイド β などの廃棄物の排出、脳の炎症に関与するという事が証明され、アルツハイマー病の予防効果との関連で、最近注目されています。

図表 24：神経細胞の構造（模式図）

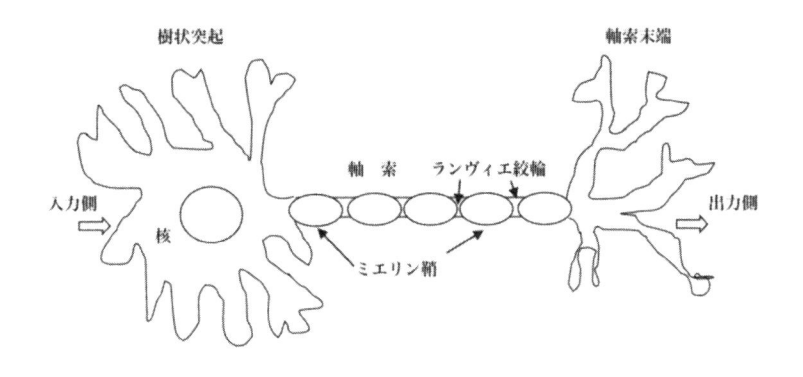

　神経細胞の構造は、図表 24 に示すように、他の細胞とは異なる形をしており、樹状突起と言うギザギザな構造と、電気シグナルを通す細長い管（軸索；アクソンとも言う）からなり、広大な細胞膜を有しています。電気信号（シグナル）の伝達方向は決まっており、この図で言えば、左から右への一方通行です。隣の神経細胞とは、「シナプス」という構造で"連絡"しているのですが、直接物理的に連結しているのではなく、神経伝達物質（ニューロトランスミッター）を介して、電気シグナルを一旦、シナプス前膜で神経伝達物質の放出に変換し、その物質をシナプス後膜の受容体で受け止め、再びシグナルに置き換えるという、まどろっこしい方法なのです。従って、パソコンの回路とは異なり、神経細胞同士は直接結合せず、シナプス前膜とシナプス後膜との間には「シナプス間隙」と言う隙間があるのです。神経細胞を使った情報伝達では、神経伝達物質と言う化学物質を介する為、伝達速度はパソコンに比べ、遅くなるのです。脳組織は、"最初から断線したパソコン"という事になりますが、そのお蔭で神経ネットワークの一部の神経細胞が死んでも、それを迂回するネットワークを構築する事が可能なのです。これは大変重要な事で、リハビリにより、時間は掛かりますが脳神経ネットワークは再生し、迂回路が形成される事を示しているのです。

2．電気シグナルの神経細胞軸索（アクソン）での伝達

　感覚器が受けたこれらの物理化学的な変化・刺激を脳に伝える為には、「変化・刺激が受けた情報」を電気信号に置き換える必要があり、神経細胞の膜の中で電位差を産み出します。これを「活動電位」と言います。この活動電位は神経細胞の軸索（管のようなもの）を通って、シナプスというしくみを介して、隣の神経細胞に伝達されます（神経細胞同士は直接は連結していないのです）。軸索の中で活動電位が伝わるしくみは、「ドミノ倒し」に似ています。先ず、神経細胞の膜の内外でカリウム（K）イオンとナトリウム（Na）イオンを出し入れして（この時、一種のポンプを回すので、莫大なエネルギ

ーを使う）、電位差を産み出し、この電位差をドミノ倒しの波のようにシナプスに向かって伝達するのです。前述したように、電気シグナルは神経細胞の軸索内を、"波打つように（ドミノ倒しのように）"伝達されます。生物学の言葉では「活動電位」という電圧が立ち上がり、この電圧が軸索の末端に向かって伝達されて行くのです。この活動電位を送り出す為に、神経細胞(軸索）膜内にあるナトリウムポンプを駆動させ、ナトリウムイオン（Na^+）とカリウムイオン（K^+）を共役させて、$3Na^+$ を膜外に、$2K^+$ を膜内へ取り込む事になります。図表 25 を参照して下さい。

　その結果、膜の内外で電位を比べれば、Na^+ イオン 1 個の電荷の分だけ、膜内より膜外が高くなります。次々にナトリウムポンプを回転させながら、電位差を生み出し、"運動会での大玉送りのように"活動電位を軸索の末端に向かって伝達するのです。このナトリウムポンプを回転させるエネルギーを供給するのは、ATP という化学物質で、ATP が加水分解される時にエネルギーが発生します。地球上の動物、植物及び殆どの微生物は、この ATP を自ら作り、エネルギー物質として利用しています。生物学の世界では、ATP は「生物にとっての貨幣」と言われているのです。電気シグナルを伝達するにはナトリウムポンプを回し続ける必要があり、その為に、莫大なエネルギー、即ち大量の ATP が必要となるのです。

　シナプスの構造と機能については、「p101 ～ 102 Ⅲ　神経細胞は神経伝達物質（ニューロトランスミッター）を用いて情報伝達する」をご覧下さい。

図表 25：ナトリウムポンプのしくみ

$$3\,Na^+\,(out)\,+\,2\,K^+\,(in)\,+\,ADP\,+\,Pi$$

Na$^+$/ K$^+$－TP 分解酵素

$$3\,Na^+\,(in)\,+\,2\,K^+\,(out)\,+\,ATP\,+\,H_2O$$

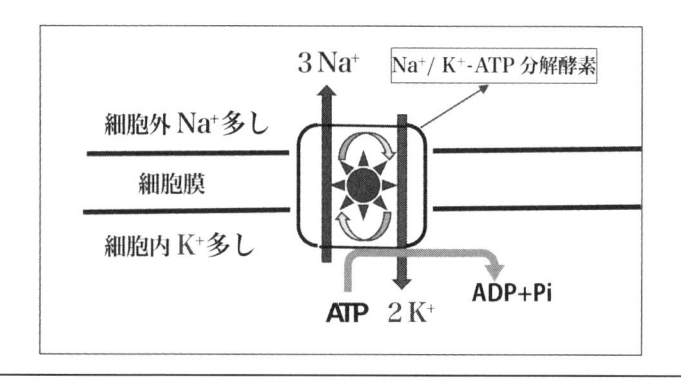

３．脳の持つ宿命

－脳は死ぬまで、莫大なエネルギーを生産し、消費する－

　前述のように、体の内外から各種の刺激を受けた受容体は、刺激を電気信号（シグナル）に変換し、そのシグナルを脳に伝達します。受容体で電気シグナルを発生させる時に、及びそのシグナルを神経細胞の軸索内で伝導・伝達する時に、神経細胞は莫大なエネルギーを必要とするのです。シグナルを受け取った脳の神経細胞は、シナプスを介して隣の神経細胞へ電気信号を伝達し、さらに多くの神経細胞同士でシグナルを交換して総合的な分析・判断をします。このようにシグナル伝達に莫大なエネルギーを消費します。従って、他の臓器（心臓等）に比較しても莫大なエネルギーを生産し、消費しているのです。

　脳の神経細胞は酸素と糖を使ってエネルギー物質 ATP を造り出し（酸化

的リン酸化反応という）、これを使って電気を作り、更に電気信号を隣の神経細胞へ伝達します。一方、火力発電所は「石炭や重油➡燃焼（酸化）➡蒸気➡発電➡送電」を行っています。その結果、大量の廃棄物が生じ、脳では「活性酸素、酸素ラジカル、CO_2」が、火力発電所では「煤、PM2.5、CO_2」が排出される事になります。即ち、脳は大きな発電所ですが、莫大な廃棄物も排出する事になるのです。

　図表 26 に示したように、臓器別のエネルギー消費量を比較してみると、脳の重量は体重の 2% に相当しますが、エネルギーは全体の約 20% を消費しているのです。即ち、他の臓器の平均の 10 倍くらいのエネルギーを生産し、消費しているのです。脳は、エネルギーの殆どを、電気シグナルの発生と伝達に使っているのです。

図表 26：臓器別エネルギー消費（体重 63kg の男子）

臓器名	A:エネルギー消費量(%)	B:重量(%)	A/B
脳	18	2	9
心臓	11		
腎臓	7 ┐ 38	6	6.3
肝臓	20		
筋肉	20 ┐ 25	52	0.5
皮膚	5		
その他	19	40	0.5

　上の表から、脳の A/B の値は 9 であり、一般の細胞の 9 倍になるのです。即ち、ヒトの臓器の中で、重量当り最もエネルギーを消費する臓器なのです。

4. 脳の PET 画像

　これを PET により画像でも（図表 27 を参照）、確認する事ができます。この脳の PET 画像において、脳の神経細胞のミトコンドリア中でも、糖（グルコース）と酸素を使って、酸化的リン酸化という反応で、エネルギー物質 ATP を造り出している事が示されています。放射性同位体 ^{18}F（フッ素 18）で標識した糖（^{18}F- グルコース）を体内に注射し、その行き先をモニターすれば、この糖がどこに運ばれているかが分かります。この方法を PET と言いますが、元々細胞分裂の盛んな（多量の ATP を消費する）ガン細胞を見つけ出すための検査です。

　下図を見ると、殆どの ^{18}F- グルコースは脳に集中し、心臓、肝臓、腎臓には少量存在しました。膀胱には、排泄された尿中に一部の ^{18}F- グルコースが観察されました。やはり、脳内の神経細胞のミトコンドリアでは、多量の ATP が生産され、その ATP は電気シグナルとシグナルの伝達に消費されていることが可視化されているのです。大脳に殆どの ^{18}F- グルコースが取り込まれ、膀胱に一部分解された ^{18}F- グルコースが、排出されています。

図表 27：ヒト全身（正面）の PET 画像

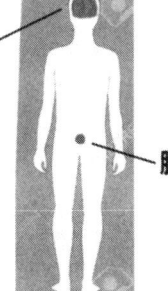

Positron Emission Tomography：
陽電子放射断層撮影法

^{18}F–グルコースの取り込み
分布を調べる方法

大脳

膀胱

5．脳は最初から "断線" しているパソコン

脳組織とパソコンを比較すると以下のようになります。

　① 共通点：電気信号を用いて情報処理する。
　② 相違点：パソコンは断線していないが（断線したら故障）、脳は最初
　　　　　　から断線している。断線している箇所は「シナプス」と呼
　　　　　　ばれる。

　シナプス前後では、電気信号が一旦化学物質の伝達に置き換わる、シナプ
ス構造があるので、神経細胞が一部死滅しても、それを迂回して生きている
神経細胞と新たにシナプスを形成し、迂回路を造る事ができるのです（リハ
ビリの効果）。

6．記憶のしくみ

1）記憶の固定化のしくみ

　　　－海馬から大脳皮質へ；短期記憶から長期記憶へ－

　記憶のしくみに関しては、以前から図表 28 に示すような「短期記憶か
ら長期記憶への 2 段階説」が提案されていました。

図表 28：記憶のしくみ：二段階説

1．海馬（一対）：新しい記憶の一時保管所
　　　　　　消え易い記憶
　　　　睡眠中に記憶情報が移動
2．大脳皮質：記憶の長期保存場所
　　　　　固定された古い記憶

　更に最近、2017 年 4 月、マサチューセッツ工科大学・理化学研究所の
利根川進教授らが研究結果を発表し (科学誌 Science に 2017.4.7 発表)、
「箱の中のマウスに電気刺激（不快感）を与えると、その記憶は海馬と大
脳皮質の両方の記憶細胞（記憶痕跡細胞、又はエングラム細胞という）に
作られるが、大脳皮質の記憶細胞は未熟で、海馬からの信号を受けて 10
日後までに成熟する事が分かった。２週間後以降は海馬の記憶細胞は働か
なくなり、代わりに大脳皮質の記憶細胞のみが働くようになった」と、報
告しました。この研究結果は「容量の少ない海馬の記憶を、大容量の大脳
皮質へ移し、固定化するメカニズムを初めて明らかにした」と評価されて
います。海馬から大脳皮質にその記憶が移されて、記憶が固定化されると
いう、２段階説が証明されたのです。（読売新聞 2017.4.7 の報道）

　この発表内容を図示すると、以下の図表 29 のようになります。

図表 29：記憶を海馬から大脳皮質へ移転

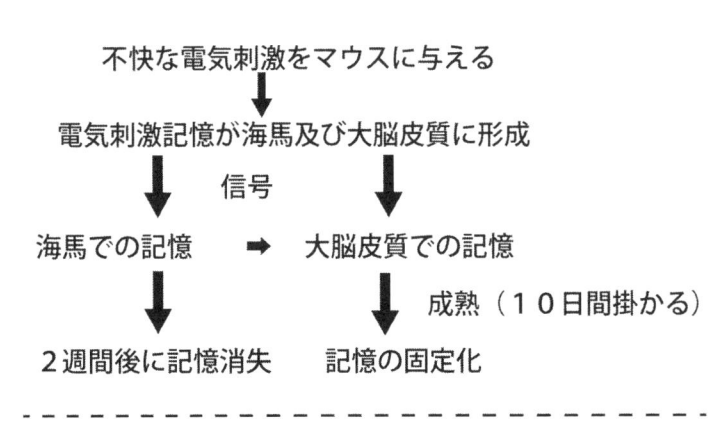

★記憶容量が小さい海馬から、記憶容量の大きい大脳皮
質へ記憶情報を移転するしくみ。（読売新聞 2017.4.7)

2）空間認識を行う場所細胞 (place cell) と格子細胞 (grid cell) の発見

　2014 年ノーベル医学生理学賞を受賞したジョン・オキーフ博士は、場所細胞を発見し（1971 年）、マイブリット・モーザー博士とエドヴァルド・モーザー博士は格子細胞を発見しました（2005 年）。オキーフ博士の研究により、「海馬には特定の場所を記憶する細胞（場所細胞；place cell）が数多く存在し、それらの情報が統合され、脳内に地図が形成される」という事が示されました。この研究により、海馬において、空間認識する細胞が存在することが初めて発見されたのです。又、この場所細胞は「書き換え可能な記憶機能（リマッピィング）も併せ持つ」可能性も示されました。

　一方、モーザー博士らは、オキーフ博士の場所細胞とは別の空間認識に関する神経細胞（格子細胞；grid cell）を発見し、「格子細胞は、空間全体に規則正しく仮想のチェックポイントを設定し、行動の過程でそのチェックポイントに近づくと反応する機能を持つ細胞である」事を示しました。このようなしくみによって、ラットは空間全体の中で自分の居場所と目的地、そしてそこに至る経路を認識していたのです。ラットは空間を六角形に分割して認識しているようで、その頂点に当たる位置をラットが通過した時に、格子細胞が反応したのです。格子細胞は、空間の距離を計測し、海馬の中の空間地図をマッピングする役割を担っていると考えられています。

　2000 年代に入ると、頭方位細胞（頭がどの方向に向いているのかを判断する細胞）、境界ベクトル細胞（閉鎖された環境で、行き止まりの壁がどの方向にあるのかを把握する細胞）、などの空間認識関連細胞が相次いで発見されました。これらの特徴的な機能を有する細胞がユニットを形成し、特定の場所を認識するモジュールとして、海馬の中に埋め込まれていると考えられています。更に複数のモジュールが連携・機能することにより、小さい範囲から広い範囲の空間や場所認識を行なっていることが明らかになりました。

又、人間においても、2010 年に場所細胞が、2013 年には格子細胞が発見されました。従って、ラットで確認された空間認識のしくみは、人間を含む多くの哺乳類に共通するしくみと考えられようになりました。更に、アルツハイマー病患者の脳の画像研究において、家の近所から帰り道が分からなくなるのは（方向感覚や空間認識の喪失）、場所細胞や格子細胞へのダメージによる場所細胞と格子細胞の減少が、原因と考えられています。脳内空間認識システムの研究は、アルツハイマー病患者の空間記憶の破壊メカニズムの解明にも役立ち、破壊への防御の方法も見出す可能性も秘めているのです。マウス、ラット、人間の記憶固定化のしくみは同一と考えられています。

Ⅲ　神経細胞は神経伝達物質 （ニューロトランスミッター）を用いて情報伝達する

1．神経伝達物質の働き

前述のように、脳は最初から断線している訳ですが、断線している箇所は「シナプス」と呼ばれています。シナプス前後では、電気信号が一旦化学物質の伝達（受け渡し）に置き換わり、この物質を神経伝達物質（neurotransmitter：ニューロトランスミッター）と呼んでいます。シナプスの構造を模式的に図示すると、以下の図表 30 のようになります。

図表 30：シナプス構造の模式図

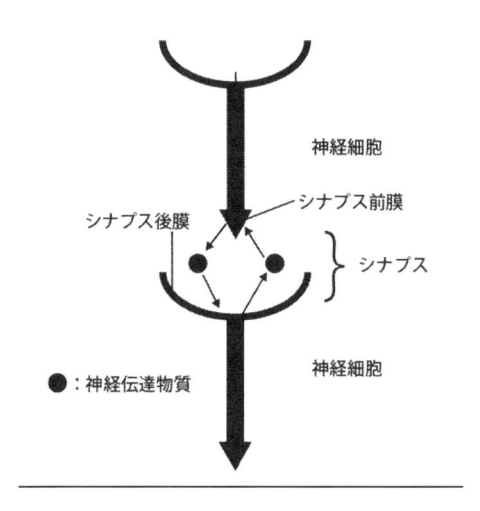

　神経伝達物質には色々な化合物が有り、いずれも分子量の小さい物質です。上の図に示したように、神経細胞の軸索を下って来た電気信号は、シナプス前膜に達した時、電気信号は神経伝達物質の放出に置き換えられ、この物質がシナプス後膜の受容体に結合します。その結合の刺激により、再び電気信号が作り出されます。これを繰り返しながら、隣接する神経細胞に、シナプスを介して、電気信号が伝達されて行くのです。

　アルツハイマー病に関して言えば、「アセチルコリンエステラーゼ阻害剤」と言う対症療法の医薬品が、臨床的に使用されています。これは、神経伝達物質の一つであるアセチルコリンの濃度を高める為に、アセチルコリンエステラーゼという酵素を阻害する薬剤です。

　又、シナプス構造があるので、神経細胞が一部死滅しても、前述のように、それを迂回して、生きている神経細胞と新たにシナプスを形成し、迂回路を造る事ができるのです（リハビリの効果）。

2．ドーパミンも重要な神経伝達物質

　アルツハイマー病に次いで患者数の多い脳神経系の病気の一つは、パーキンソン病です。この病気は小脳・線条体黒質という部分の神経細胞のドーパミン欠乏により、引き起こされる病気です。小脳は人間の運動や体のバランスを取る為に重要な脳組織であり、パーキンソン病の最初の症状は、手足の「震顫（しんせん）」（不随意の細かい震え）から始まり、やがて歩行困難になり、最終的にアルツハイマー病に似た症状を呈します。

　以前は、ドーパミンの前駆体であるL-ドーパが治療に用いられていましたが、最近はiPS細胞を用いた、より直接的・効果的な治療法が確立されようとしています。即ち、iPS技術を用いてドーパミン生産能を有する神経細胞を作成し、その細胞を脳内へ投与し、小脳に生着させるのです。

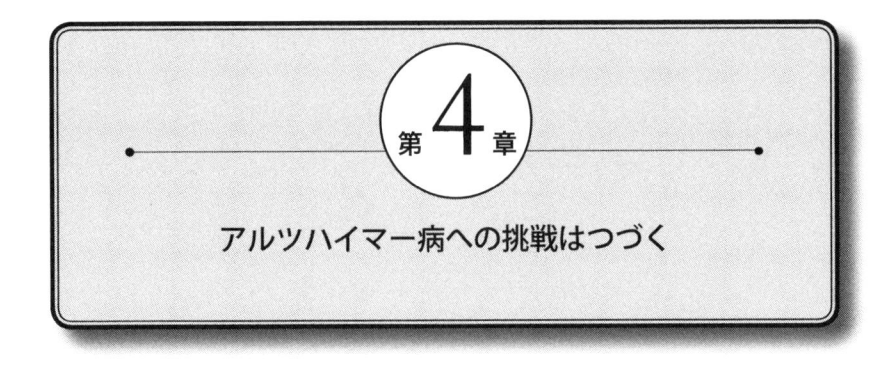

I アルツハイマー病とはどのような病気なのか

1. 認知症の分類・種類

　認知症を分類すると、以下の図表31のようになります。

図表31：認知症の分類

・アルツハイマー型認知症（56％）

・レビー小体型認知症（17％）

・脳血管性認知症（10％）

・前頭側頭葉変性症（7％）

・正常圧水頭症（5％）

・その他（5％）

　認知症の約6割を占めるのが、アルツハイマー型認知症（アルツハイマー病と略記）、2割を占めるのが、レビー小体型認知症になります（熊本大学病院の調査）。これら2つの認知症の原因と考えられているのはいずれも、小型のタンパク質の異常や蓄積なのです。アルツハイマー病には、アミロイドβとタウタンパク質が、レビー小体型認知症には、アルファ・シヌクレインというタンパク質が関与していると考えられています。

2．アルツハイマー病の原因

　アルツハイマー病の原因については、以下の 4 つ①～④があります。

　　①アミロイド β 説：アミロイド β タンパクの脳内蓄積が原因。蓄積や
　　　毒性のしくみについては未だ不明であるが、理化学研究所が 2015 年、
　　　マウスを用いて「脳内に豊富に存在するバイセクト糖鎖を作る酵素
　　　GnT －Ⅲ（N- アセチルグルコサミン転移酵素）を欠損させると、ア
　　　ミロイド β が激減した」と報告。

　　②タウタンパク説：異常な構造のタウタンパク質の神経細胞内での蓄積。
　　　(2015 年にプリオンコンセプト説と改名)

　　③脳の糖尿病説：糖尿病治療薬（インシュリンやピオグリタゾン）が有
　　　効である事が分かり、米国で臨床試験を実施中。

　　④ミトコンドリアの老化説：酸化ラジカル等の攻撃によりミトコンドリ
　　　アが損傷し、神経細胞にアポトーシス（自殺）が誘導される。

　何れの説も、100% 確定されたわけではありませんが、近い将来、答が出
ると考えられています。

3．アルツハイマー病の時間的進行

　アルツハイマー病の原因と考えられるアミロイド β タンパク質が、脳内
に蓄積されるようになるのは、発病の 20 ～ 30 年以上前からと言われてい
ます（図表 32 を参照）。

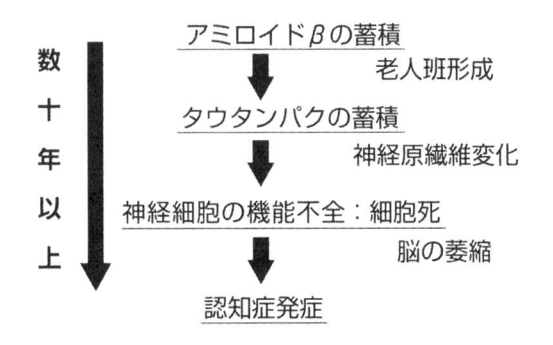

図表 32：アルツハイマー病の時間的進行

数十年以上

アミロイド β の蓄積
老人班形成

タウタンパクの蓄積
神経原繊維変化

神経細胞の機能不全：細胞死
脳の萎縮

認知症発症

　アミロイド β の蓄積に引き続いて、タウタンパク質の蓄積が始まり、神経細胞内の神経原繊維変化を引き起こして、神経細胞が機能不全に陥り、細胞死が大量に起こり、認知症を発症する段階になるのです。

　従って、アルツハイマー病を根本的に予防するためには、アミロイド β 及びタウタンパク質の蓄積を抑制する事が必要なのです。

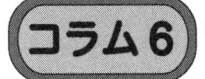

アルツハイマー病とゴースト血管

　ゴースト血管とは、加齢により経年劣化し、「死んだ、幽霊の」血管と言う意味であり、もはや血液が通わない血管です。従って、周囲の細胞に栄養や酸素を供給できないので、もし脳内にゴースト血管が増えれば、神経細胞やその他の脳細胞は死んでしまいます。又、ゴースト血管ではアミロイド β を回収する能力も落ちて来るので、脳内にアミロイド β が蓄積する事になり、アルツハイマーを発症し易くなると言うのです。即ち、ゴースト血管の存在が、アルツハイマー病の原因なるという考えであり、更に骨粗鬆症や多くの病気の発症に関与する可能性が示されています。最近、ゴースト血管の存在が注目・重要視されている理由なのです。

II　現在認可されている医薬品

　2011 年に、新たに 3 つの認知症薬が日本で承認され、アリセプトに加え、計 4 剤の薬を用いることが可能になりました（下の図表 33 を参照）。リバスチグミンは、貼り薬であることが特徴です。飲み薬に比べ、飲み忘れが無く、持続性と穏やかな効き目であるという利点があるのです。4 剤中 3 剤が、神経伝達物質アセチルコリンの増強効果を有しており、メマンチン（メマリー）のみが脳内の過剰カルシウムイオンの防止という作用機序を持っています。いずれの薬剤も対症療法と言われており、根治的な医薬の開発が待たれています。

図表 33：現在認可されている医薬品

薬の一般名：商品名	販売会社；販売開始	使い方	効果
① ドネペジル塩酸塩：アリセプト	エーザイ・ファイザー；1999.11	飲み薬	神経伝達物質アセチルコリンの増強
② ガランタミン臭化水素酸：レミニール	ヤンセンファーマ・武田薬品；2011.3	飲み薬	神経伝達物質アセチルコリンの増強
③ メマンチン塩酸塩：メマリー	第一三共；2011.6	飲み薬	脳内の過剰カルシウムイオンの防止
④ リバスチグミン：イクセロンパッチ　リバスタッチパッチ	ノバルティスファーマ・小野薬品工業；2011.7	貼り薬	神経伝達物質アセチルコリンの増強

　アルツハイマー病は、世界的に最も多い神経変性疾患であり、先進国共通の深刻な社会問題となっています。アルツハイマー病患者の脳では、神経細胞が死滅し、大脳が萎縮しています。また、老人斑と呼ばれるシミや太い繊維の束からなる神経原線維の変化が見られます。認知症の発症原因は、アミロイド β が蓄積した後、神経原線維変化と言われる「タウ（τ）タンパクの神経細胞内での蓄積」が起こり、それらが原因となって神経細胞の死滅が引き起こされ、最終的に脳が萎縮すると考えられています。アミロイド β は、アミロイド前駆タンパク質 (APP) が β －セクレターゼと γ －セクレターゼによって切り出されて生成されます。アミロイド β は、40 〜 43 個程のアミノ酸がつながっているペプチドであり、脳や脳脊髄液の中に存在しています。認知症では、それらが寄り集まって塊をつくり、神経細胞を殺していると考えられています。しかし、我々の体の中では、それほど凝集しないのが普通です。それは、ネプリライシン（neprilysin）という酵素がアミロイド β を分解し処理するからだと考えられています。また、正常の場合には、β －セクレターゼと γ －セクレターゼ以外に、α －セクレターゼという酵素がアミロイド β を真ん中で切り、アミロイド β の産生を抑制しているのです。

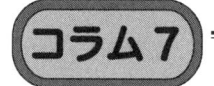

アルツハイマー病とその早期診断法

　早期診断法としては、アミロイド β の蓄積を早期に検出することが重要となります。最近、アミロイド PET（ポジトロン断層法と言い、陽電子検出を利用したコンピュータ断層撮影技術）という方法が開発され、生きている人でも脳にアミロイド β がどの位蓄積されているかどうか、検出できるようになってきました。認知症の症状が出ないのに関わらず、アミロイド β が蓄積されている場合は、やはり 1 〜 2 年内に発症する確率が高いのです。もう一つの方法は、脳脊髄液に含まれるアミロイド β とタウ（τ）タンパクの濃度を測定する方法です。アルツハイマー病では、正常な場合と比べ、アミロイド β 濃度が下がり、タウ（τ）タンパク濃度が上がるのです。

　最近、早期診断法として、アルカデインというタンパク質の検出による診断法が期待されています。

Ⅲ　イソフムロン研究の進展

1．イノベーション・ジャパン 2010　－大学見本市での発表－

　東京国際フォーラム（有楽町）で、2010.9.29 ～ 10.1 に開催された「イノベーション・ジャパン 2010」において、「ビールホップ成分イソフムロンの認知症治療への応用」というタイトルで発表しました（下の写真をご覧下さい）。

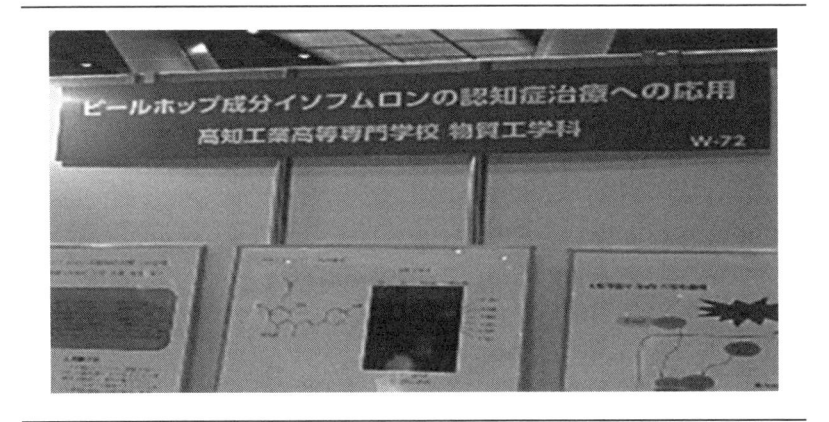

　この発表は、「イソフムロンの認知症治療への応用」の可能性を示した、最初の発表でした。

2．マスコミからの反応　－書籍の出版、NHK ラジオ出演、健康雑誌・週刊誌・新聞等での発表－

　更に角川書店から『ビールは、本当は体にいいんです！』（角川 SSC 新書；2013.3.24 発行）を出版しました。又、NHK ラジオ第一放送「ラジオ深夜便」で、2015 年 5 月に「ビールの歴史と健康法」というタイトルで放送させて戴きました。多くの健康雑誌、週刊誌、新聞などにも「ビール苦味成分イソ

フムロンの認知症予防作用」が取り上げられ、徐々に世の中に知られるようになりました。イソフムロンや他のホップ成分に、キリンやサッポロビール等の大手ビール会社も注目するところとなり、キリンは、イソフムロン研究に本格的に取り組むことになりました。

3. キリングループ、内閣府のプロジェクトに採択

　内閣府の革新的研究開発推進プログラム「Healthcare Brain チャレンジ」に対するアイデア募集（2015.7.29 ～ 8.31）があり、キリングループが「ビール苦味成分イソフムロン」というというタイトルで、「機能性食品・植物由来成分部門」で応募しました。その結果、「脳の健康促進に有効な12アイデア」の一つに採用されました（2015.10）。

　又、内閣府「Healthcare Brain チャレンジ」実証トライアル結果が、2016年3月に発表され、「ヒトへのイソフムロンの経口投与により、脳への良い効果」がfMRIで確認されました。この実験の方法及び結果について、下記に示します。

　イソフムロンの実験方法：理化学研究所、京大、東大が実証トライアルを実施し、イソフムロンを1か月間に亘り人に経口投与（毎日コップ1杯分）した後、fMRI（機能的核磁気共鳴画像診断法）で脳の画像を解析。
　実証結果：イソフムロンは、「脳の容積増加」と「神経線維の増強」の効果を有する事を、fMRIで確認した。トライアルで良い結果が得られたので、これからはキリンの研究陣が中心となって、国の予算を使い、本格的なイソフムロンの研究が始まる。

　この実証トライアルの結果を受けて、国家プロジェクトとして、更に研究を進める事に決定されました。2 ～ 3年で重要な結果が出ると期待されています。認知症予防・治療薬への重要なヒントが得られる可能性があります。

　2010 年に筆者が発表した「ビールホップ成分イソフムロンの認知症治療
への応用」の研究を、キリン・東大・学習院大のグループが引き継ぐ形にな
ったのです。小生としては非常に有りがたい事で、イソフムロン研究が進展
することを期待しているのです。

　2017 年以降もキリングループは精力的に研究を進めており、研究成果は
海外学会発表、海外学術雑誌へ投稿されています。キリングループは、学術
ジャーナル・J Biol Chem に 2017 年「Iso-α-acids, Bitter Components of
Beer, Prevent Inflammation and Cognitive Decline Induced in a Mouse
Model of Alzheimer's disease」（アルツハイマー病のモデルマウスを用い
た実験において、ビール苦味成分イソフムロンは、炎症と認知力低下を防い
だ）というタイトルの論文を発表しました（Iso-α-acids とはイソフムロン
の事です）。論文の内容は、イソフムロンを経口でアルツハイマー病のモデ
ルマウスに投与したところ、次の 2 つの重要な効果を確認しました。

　　①　イソフムロンは、ミクログリア細胞（脳内に居る免疫担当細胞の仲
　　　　間）を活性化し、この細胞はアルツハイマー病の原因物質と考えら
　　　　れるアミロイド β タンパク質を取り込み、除去する。
　　②　イソフムロンは、核転写因子 PPARγ（ペルオキシソーム増殖因子
　　　　受容体ガンマ）を活性化し、脳の炎症を抑制する。

　イソフムロンのこの 2 つの作用・効果は非常に重要で、アルツハイマー病
の予防・治療に繋がる可能性が有るのです。次の段階として、ネズミだけで
はなく、ヒトにもイソフムロンが有効である事を、証明する事が重要です。

Ⅳ　ケモブレインの問題　－抗ガン剤の投与中、或いは投薬終了後に起こる記憶力・思考力・集中力の減退－

1．ケモブレインとは

　ケモブレインとは、英語では「chemo brain」と表記し、一種の造語で、chemotherapy（化学療法）と brain（脳）を結合した言葉です。化学療法とは、化学物質、即ち医薬品を用いる病気の治療法です。ガン治療の現場では、ガン細胞の増殖や転移を抑える為に、抗ガン剤・ホルモン等の医薬品投与や放射線治療等を行います。そして、治療中或いは治療終了後、一時的に或いはかなり長期間に亘り、記憶力・思考力・集中力の減退を訴える患者さんがいるのです。

　即ち、認知症に似た症状を示すのです。抗ガン剤や放射線照射による副作用には、吐き気・脱毛・白血球減少の３つがありますが、この認知症に似た症状も副作用の一つと言われているのです。しかし、その原因や対処法については、未だ不明・未解決なのです。一口にガンと言っても、色々の種類のタイプのガンがあり、悪性度のステージも患者により異なり、治療法も様々です。又、抗ガン剤に対する効果・副作用にも個人差が有ります。最近では「ガンと付き合いながら仕事を持ち、社会で普通に生きる」という時代を迎えつつあり、副作用を緩和する研究も進んでいます。

2．ケモブレインの原因

　最近の欧米の研究（米テキサス州立 MD アンダーソン・がんセンター、S.R. ケスラー氏の報告）によると、アンスラサイクリン系と言われる抗ガン剤を投与された患者グループに、他の化学療法や非化学療法に比べ、ケモブレインを多く発症する事が分かってきました。安静時機能的 MRI で調べると、左大脳半球にある記憶・空間認識・意識を司る部位における、機能的結合力の低下を認めました。

　アンスラサイクリン系と言われる抗ガン剤は、ガン細胞の遺伝子構造のす

き間に挿入され（インターカレーションという）、ガン細胞遺伝子の複製を阻害する事により、ガン細胞の分裂を阻害し、増殖を抑制する作用を有する薬剤です。

Ⅴ　ケトン体と脳　－神経細胞への効果－

1．ケトン体とは

　皆様もご存知のように、脳のエネルギーは糖質や炭水化物が消化・分解されたグルコース（ブドウ糖）です。グルコースが不足すると今度は脂肪を分解して脂肪酸を生産し、更にこの脂肪酸を分解してケトン体を作り、この物質からエネルギーを産み出します。ケトン体は脳血管関門を通過することができ（脂肪酸はこの関門を通過できません）、グルコースの代わりにエネルギーになり得るのです。

　又、「ケトン体はミトコンドリアを活性化し、神経細胞を保護する作用を持つ」と、東京工科大学・応用生物学部教授の佐藤拓己先生が述べています。ケトン体とは、「ケトン基 C=O 」を有する化合物の総称です。佐藤先生はプロスタグランジン J2 という物質の構造を元に、NEPP11 という化合物を化学合成しました。この NEPP11 は神経細胞保護作用を有しています。NEPP11 に関する情報についは、http://www.teu.ac.jp/gakubu/bionics/index.html を参照してください。

　細胞保護作用（細胞死の阻害作用）に必要な化学構造を明らかにするために、3つの脳細胞保護物質 15- デオキシ -Δ12,14- プロスタグランジン J2、NEPP11（ケトン体の一種で PG-J2 の誘導体）、及びイソフムロンの構造式を比較しました（図表 34 を参照）。

図表 34：3 つのケトン体の構造式

15−デオキシ−Δ12,14−プロスタグランジン J 2（15d−PGJ2）

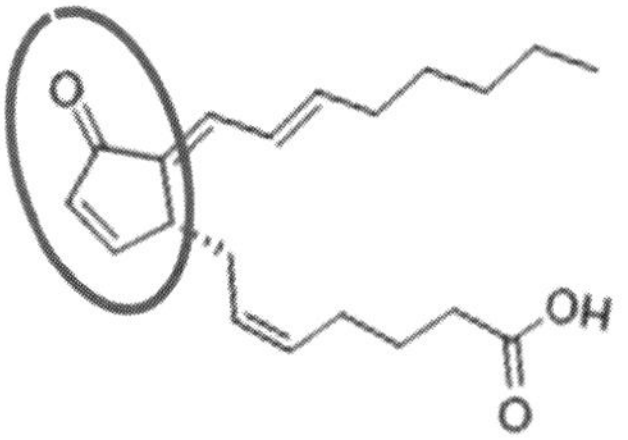

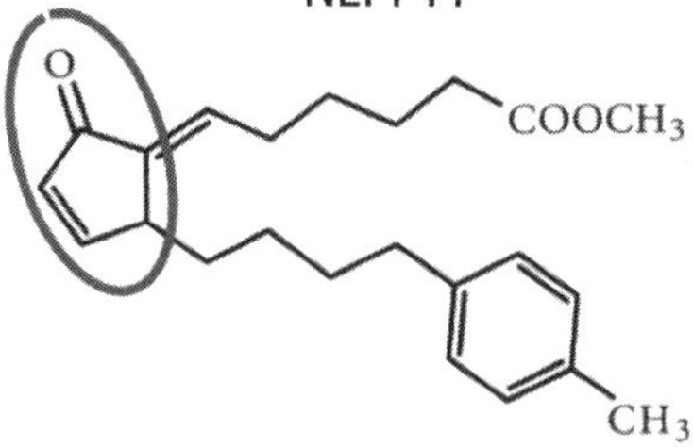

イソフムロン

NEPP11

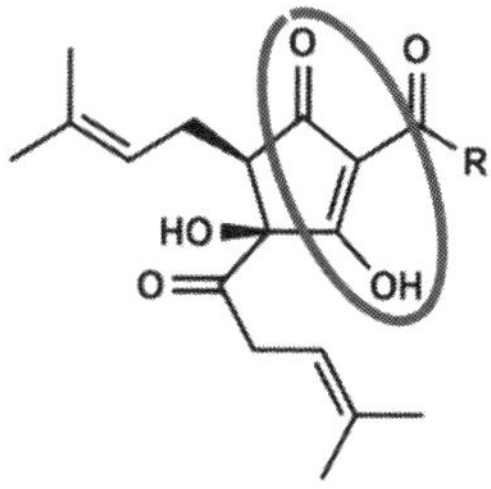

プロスタグランジン構造を基準として 3 つの化合物の構造を比較した結果、次の 3 点が明らかになりました。

1）交差共役ジエン構造（cross-conjugated dienone）：両側で二重結合と共役したケトン構造（楕円で囲んだ処）の存在

2）疎水性を有する ω 鎖の存在（ω 鎖：カルボキシル基 -COO- を持たない側鎖）

3）C-15 位の水酸基の存在（選択性と低毒性に関与）

佐藤先生は、「ケトン体は神経細胞へのエネルギー源であり、神経細胞を活性化する物質である」と確信しており、アルツハイマー病の予防・治療に

も役立つと考えています。従って、ケトン体は、将来期待が持てる化合物なのです。

2．プロスタグランジン（PG）J2 ファミリーのアポトーシス制御作用

前述しましたが、これまでに PGJ2 ファミリー、特に 15d-PGJ2 が様々な細胞のアポトーシスに及ぼす作用が報告されています。しかしながら、その結果は細胞種或いは実験条件により全く異なったものになっており、ある細胞では 15d-PGJ2 投与によりアポトーシスが誘導されるが、他の細胞では逆に抑制されます。なぜ、細胞によって 15d-PGJ2 のアポトーシスに対する作用が異なるのかは不明ですが、実験に使用した細胞が正常細胞かそれとも不死化（ガン）細胞なのかに左右される傾向が認められます。15d-PGJ2 は、多くの腫瘍細胞でアポトーシスを誘導すると報告されています。一方で血管平滑筋細胞や血管内皮細胞のような正常細胞では、むしろアポトーシスを抑制すると報告されています。

最近では、動物の炎症モデルにおいて 15d-PGJ2 が種々の急性および慢性炎症を抑制することが示されています。炎症性因子の中で COX2 は 15d-PGJ2 それ自体の合成に関与します。15d-PGJ2 を介した COX2 の抑制は、炎症を抑えるための負のフィードバック機構と考えられますが、井上らは 15d-PGJ2 はマクロファージにおいて COX2 を抑制するが、内皮細胞では抑制しないことを報告しています。また、脳のアストロ（星状）細胞では COX2 は抑制されますが、ミクログリアでは抑制されません。理由は分かりませんが、PGJ2 ファミリーによる COX2 の調節機構は細胞によって異なるようです。最近のいくつかの報告では、15d-PGJ2 による炎症関連遺伝子の抑制は NF-κB 系の抑制を介すると結論しています。NF-κB は炎症や免疫応答反応において多くの遺伝子の転写活性化に中心的な役割を果たしています。通常 NF-κB は IκB と結合して細胞質に存在します（不活性な状態；言わば NF-κB という刀が IκB という鞘の中に納まっている状態）。しかし、

　炎症刺激を受けると I κ B が I κ B キナーゼ（IKK）によりセリンのリン酸化を受け、ユビキチン化による分解が促進されます。即ち、鞘である I κ B が消失してしまうのです。その結果、I κ B より遊離した NF- κ B は核へ移行し、遺伝子の転写を活性化します。Ricote らは 15d-PGJ2 が NF- κ B を介した転写活性化を強力に抑制することを報告しています。一方、通常マクロファージは PPARγ を少量しか発現していませんが、炎症部位で活性化されたマクロファージでは多量の PPARγ が発現されています。このことから考えると、15d-PGJ2 の抗炎症作用の一部は PPARγ を介している可能性があります。これは 15d-PGJ2 による NF- κ B 抑制も PPARγ によって促進されることからも示唆されています。15d-PGJ2 は PPARγ 非存在下でも NF- κ B を抑制します。また NF- κ B は PPARγ にほとんど影響を与えない PGA1 によっても抑制されることが報告されています。即ち、15d-PGJ2 による抗炎症作用の情報伝達には、PPARγ を介する経路と介さない NF- κ B 経路があるようです。15d-PGJ2 による NF- κ B 抑制機序については 2 つの経路が考えられています。一つは上に述べたように IKK の不活性化による NF- κ B の核移行の抑制です。しかしながら HeLa-S 細胞のように一部の細胞では 15d-PGJ2 は I κ B の分解や NF- κ B の核への移行を抑制しません。そのかわりに直接 NF- κ B の標的 DNA への結合を阻害します。どちらの場合も 15d-PGJ2 は IKK と NF- κ B のシステイン残基をアルキル化します。IKK の標的アミノ酸残基は、活性化ループ（活性化に関与する環状ペプチド鎖）のそばに存在する Cys179 で、これがアルキル化されると上流のキナーゼによるループのリン酸化が阻害されます。NF- κ B の標的残基は p50 に存在する Cys62 と p65 に存在する Cys38 です。これらのシステインがアルキル化されると NFκB の DNA への結合活性が阻害されます。IKK に対する作用の細胞による差異について、Straus らは IKK の阻害作用はアルキル化から IKK 上のシステインを守る細胞質内の GST 量と関係する可能性を示しています

　アポトーシス誘導、細胞死保護等に関し、15d-PGJ2、フムロンとイソフムロンの３者の関係を図示すると、図表 35 のようになります。

図表 35：15d-PGJ2、フムロンとイソフムロンのガン細胞への　　アポトーシス誘導

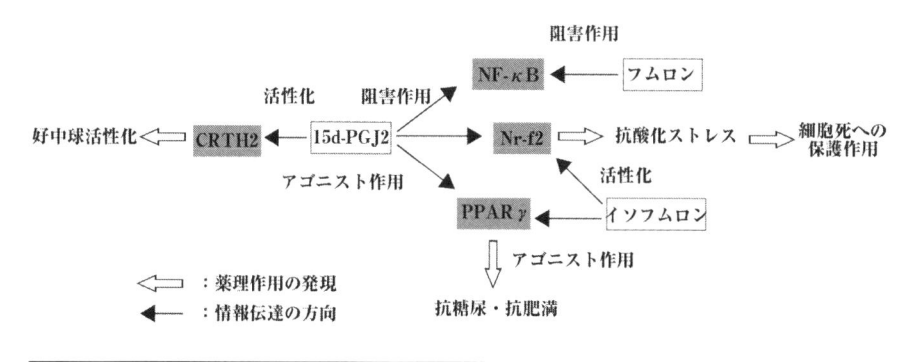

　フムロンは転写因子 NF-κB の機能を阻害して、アポトーシスを誘導するが、イソフムロンは核内受容体 PPARγ へのアゴニストとして作用して、細胞死保護作用を示すという考えです。フムロンの作用機序については、文献調査からも妥当と思われますが、イソフムロンの作用機序については、PPARγ 経路と細胞死保護作用との間に直接的な関係が有るのか、未だ不明な点が多いのです。筆者らの実験においても、PPARγ への強力なアゴニストであるロシグリタゾンは、ブタ脳細胞 DNA 分解に阻害作用を示しませんでした。従って、PPARγ へのアゴニストの全てが、脳細胞保護作用を有するのかは、不明です。イソフムロンの作用機序としては、やはり Nrf2 を介した抗酸化ストレスによる細胞死保護作用の可能性も有ると考えています。更に 15d-PGJ2 は、HO-1（ヘムオキシゲナーゼ -1）というラジカル・スカベンジャー（ラジカルを取り除く "掃除人"）として知られているビリ

ベルジンおよびビリルビンを産生する酵素を誘導（おそらく Nrf2 を介して）する一方、誘導型一酸化窒素 (NO) 合成酵素（強力な活性酸素である一酸化窒素（NO）を産生する酵素）の誘導を抑制する作用があることも見出されています。従って、興味深いことに、このように 15d-PGJ2 は「HO-1 誘導ならびに NO 産生抑制という 2 つの機能」により、酸化ストレスに対し保護作用を示すことが明らかになりました。この作用機序は、PGJ2 誘導体である脳細胞保護物質 NEPP11 とも共通するものです。

　イソフムロンはフムロンの構造異性体ですが、アポトーシスに関して両者は全く逆の作用を示し（イソフムロンは抑制、フムロンは誘導）、非常に興味深い点です。アポトーシス誘導のシグナル伝達経路において、両者の標的分子（核転写因子、核内受容体、或いは酵素タンパク）が同一であり、一方はブレーキ、他方はアクセルの役割を担っている可能性が有ると考えられます。

　15d-PGJ2 の作用に関しては、"その濃度によって"、NF-κB、CRTH2、PPARγ という 3 つの受容体に作用しえます。μM レベルの 15d-PGJ2 は、NF-κB に作用することで PPARγ 非依存的に好酸球のアポトーシスを誘導します。又、15d-PGJ2 の PPARγ を介さない作用機序として、炎症やエネルギーに関係する受容体の一つである CRTH2 (Chemoattractant Receptor homologous molecule expressed on Th2 = DP2) という受容体を介する経路があります。その濃度が nM ～ μM の濃度で CRTH2 に作用した場合、15d-PGJ2 は、好酸球・Th2 リンパ球・好塩基球に選択的に発現しているこの受容体を介して、好酸球の遊走活性のほか、アクチン重合を誘導するなど好酸球に対して活性化に働きます。更に最近、PPARγ は脂肪細胞の分化に重要な転写因子であることが判明しており、脂質・糖代謝の中心的な調節機能を有する事が明らかとなり、メタボリック症候群の治療ターゲットとして重要視されて来ています。

3．ケトン体とミトコンドリア

　ジュアン・M・ゾレッチ等の報告（2013 年）によると、ケトン体で核転写因子 PPARγ、或いは α のアゴニストである物質は、「細胞のミトコンドリアの融合・分裂の調節に関与し、記憶を司る海馬ニューロン（神経細胞）のミトコンドリアを保護する」と報告されています。

　大量のエネルギーを生産・消費する神経細胞にとって、ミトコンドリアの機能の維持は、生存するための必須の条件なのです。従って、このようなケトン体は、神経細胞のミトコンドリアを安定化する事により、アルツハイマー病の予防・治療に繋がる可能性を示しているのです。

　即ち、PPARγ 及び α のアゴニストで、ケトン体であるイソフムロンが、アルツハイマー病の予防・治療薬として期待される理由なのです。

VI　アルツハイマー病に有効とされる他の植物成分ポリフェノール

　ポリフェノールは、植物からの贈り物であり、元々は植物自身が「自分の生命の維持、種の保存」の為に作っている低分子化合物です。太陽光は植物の光合成には必須のエネルギー源ですが、太陽光には有害な波長の短い UV も含まれています。UV は活性酸素を作り、植物の細胞や遺伝子を傷つけるのです。そこで、活性酸素を吸収無害化する、多種多様なポリフェノールを自ら生産しているのです。

1．レスベラトロール

　以前、ワインに含まれるレスベラトロールが長寿遺伝子を活性化するという事が宣伝されましたが、実験者自身がデータの誤りを認め現在は否定されています。

　しかしポリフェノールであるので、アルツハイマー病に効く可能性が有ると期待されています。

レスベラトロールの構造式

2．ウコン（カレー粉）の成分クルクミン

　一時、アルツハイマー病に有効と期待されましたが、最近、無効であるとの報告もあります。

クルクミンの構造式

VII 現在臨床試験中の化合物

1．日本発の有望な治療薬候補 −T−817MA−

　富士フィルム HD と富山化学工業（株）の共同開発であり、日本及び米国で臨床試験を開始（フェーズⅡ：2014 年 6 月〜）しています。次の 2 つの作用を有しています。

　①神経細胞保護作用を有し、神経細胞の軸索変性を防ぎ、細胞死を防ぐ。
　②神経細胞への樹状突起誘導作用により、神経細胞同士の連絡を改善し、
　　神経ネットワークを再構築する。

　これらの作用は、イソフムロンの持つ作用と類似しています。以下に、構造式を示します。

T-817MA の構造式

2．海外で開発中の治療薬候補　ーレンバーー

　レンバーは、神経細胞内のタウタンパクの凝集を阻害し、その蓄積を抑制する事が期待されています。2010.10.31 放映の NHK スペシャル「認知症を治せ！」で、期待の新薬候補として紹介されました。2015 年 2 月現在、第Ⅲ相・臨床試験が進行中（第Ⅲ相は、最終段階の臨床試験）です。

　レンバーは、中学の理科実験で使ったあの pH 指示薬メチレンブルーのことであり、構造式は以下に示す通りです。

レンバーの構造式

　最近の臨床試験の結果について、「期待通りの有効性が得られなかった」との報道も有り、その有効性について心配されているようです。

第3部

ホップ成分の多様な
薬理作用

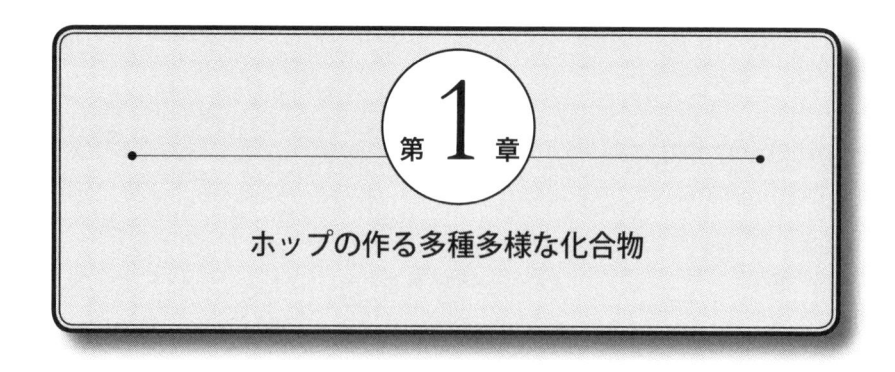

第 1 章

ホップの作る多種多様な化合物

Ⅰ　ホップは少ない種類の部品を組み合わせて、多様な構造を持つ化合物を創る

　図表 36 の「ホップ成分の生合成経路」に示したように、2 種類の原料フェニルアラニンとピルビン酸から多くの中間体を経て、キサントフモール、ルプロン、フムロン、イソフムロンが造られるのです。

　フムロンは、ビール醸造中にその構造が変化し、イソフムロンになります。この第 3 部で取り上げる物質は、主にフムロン、イソフムロン、キサントフモールの 3 つの物質になります。

図表 36：ホップ成分の生合成経路：
キサントフモール、ルプロン、フムロン、イソフムロン

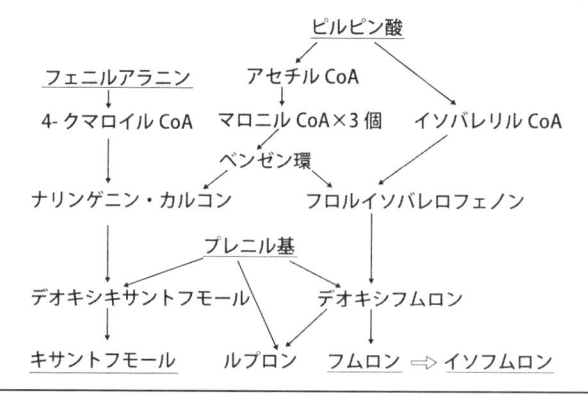

Ⅱ　ホップ成分の構造と類似するアラキドン酸化合物

　これらのホップが生産する化合物と構造の類似する化合物を探すと、前出の図表 34 に示したようにプロスタグランジン J2 とイソフムロンが類似しており、プロスタグランジンに興味を持つようになりました。そこで、プロスタグランジン化合物のヒトの生合成経路(アラキドン酸カスケードという)を、下の図表 37 の「アラキドン酸カスケード」に示します。

図表 37：アラキドン酸カスケード

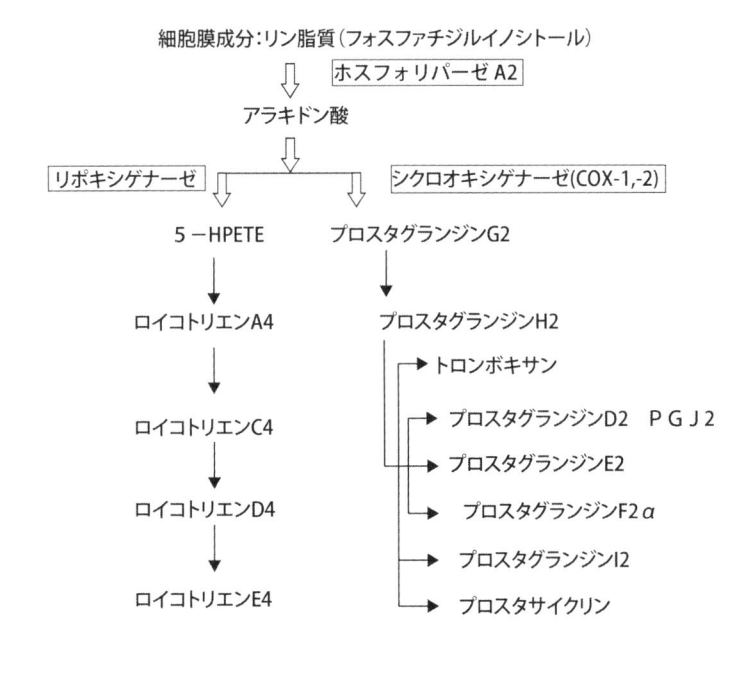

　プロスタグランジン化合物は、細胞膜成分のリン脂質を唯一の原料とし、ホスフォリパーゼ A2 という酵素によりアラキドン酸が造られます。更に、2 種類の酵素のリポキシゲナーゼ及びシクロオキシゲナーゼ (COX-1,-2) の作用によって、それぞれロイコトリエングループ及び PG グループの化合物が造られます。更に、これらの多種多様の化合物は、それぞれ特徴的な薬理作用を有しているのです。

　PG グループの薬理活性を、下記に示しました。

- ・PGA：血圧低下作用
- ・PGB：血圧低下作用
- ・PGC：血圧低下作用
- ・PGD2：血小板凝集作用・睡眠誘発作用（PDD 受容体を介して）
- ・PGE1：動脈管を開存させる働きがある
- ・PGE2
    - ○ 平滑筋収縮作用（EP 受容体 EP1 サブタイプを介して）
    - ○ 末梢血管拡張作用（EP 受容体 EP2 サブタイプを介して）
    - ○ 発熱・痛覚伝達作用（EP 受容体 EP3 サブタイプを介して）
    - ○ 骨新生・骨吸収作用（EP 受容体 EP4 サブタイプを介して）
- ・PGF2α：黄体退行・平滑筋（子宮・気管支・血管）収縮作用（FP 受容体）。畜産業界では繁殖関連で重宝する。
- ・PGG：血圧低下作用・血小板凝集作用
- ・PGH2：血小板凝集作用
- ・PGI2：血管拡張作用・血小板合成阻害作用（IP 受容体を介して）
- ・PGJ：抗腫瘍作用のみ

　以上、記述したデータから、プロスタグランジンには多くの種類があり、又、それぞれのプロスタグランジンが固有の薬理作用を有する事が分かります。例えば、プロスタグランジン（PG）E2 は、骨新生・骨吸収作用を有しています。このような例からも、フムロン、イソフムロン等のホップ成分と

プロスタグランジンとの、構造上及び薬理活性の類似性に注目するようになりました。この着眼点が、後の研究の進め方においても、非常に役立ちました。

　ホップ成分のフムロン、イソフムロンと PG E1 の構造を比較すると、図表 38 のようになります。楕円部分の環状ケトン構造が共通している事が分かります。

図表 38：フムロン、イソフムロン、PGE1 の構造式の比較

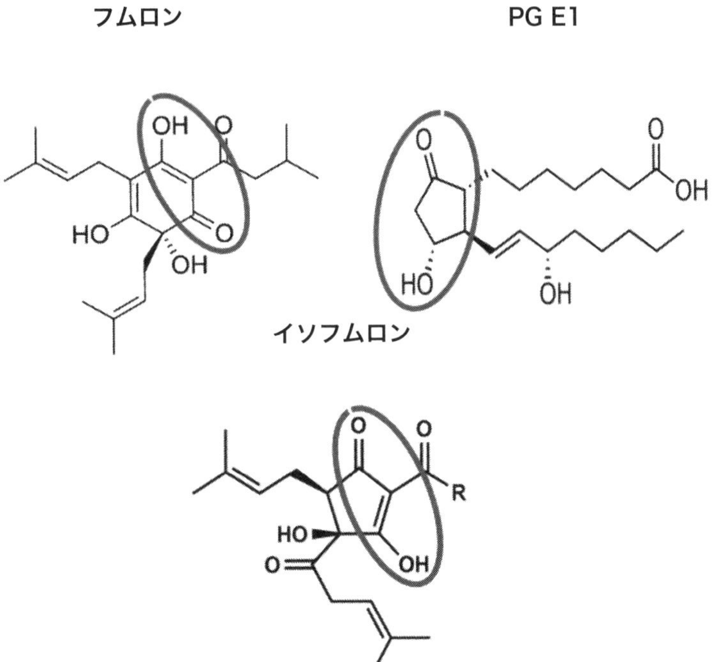

フムロン　　　　　　　　　　　　　　　PG E1

イソフムロン

III　フムロンとイソフムロンの構造の比較

　フムロンとイソフムロンの構造を比較すると、図表 17 や図表 38 に示したように、平面的には 6 角形から 5 角形への変化ですが、立体的・三次元的な構造の変化の差はかなり大きく、これら 2 つの構造の差（5 角形への変化と立体構造の変化によって生ずる構造の差）がアポトーシスへの作用の差となっていると推定されます。アポトーシスに対する、フムロン・イソフムロンの「構造・活性相関」（フムロン・イソフムロンの構造と、アポトーシス誘導或いは阻害活性との関係）の研究が進めば、ガン及びアルツハイマー病への予防薬・治療薬の研究開発に、重要な情報を与えるものと期待しております。

　本書においては、詳しく述べませんが、フムロンとイソフムロンの立体的・三次元的な構造についての研究は進んでおり、フムロン（6 角形）からイソフムロン（5 角形）への変化に伴い、前述したように、立体的・三次元的な構造は大きく変化します。即ち、「鍵と鍵穴」や「リガンドと受容体」の関係において、鍵・リガンドの形が変われば、当然受容体に、もはや結合できなくなります。フムロンの受容体には、イソフムロンは結合できません。

　更に興味深いのは、アポトーシスに関する作用では、フムロンは誘導作用を示し、イソフムロンは阻害作用を示し、互いに相反する作用を持っているのです。

　従って、フムロン・イソフムロンの、アポトーシスへの作用の「構造・活性相関」（構造の何処をどのように変えると、作用の強弱がどのように変化するのか）の研究を進めれば、ガンに有効な構造、アルツハイマー病に有効な構造が、明らかになると考えられるのです。フムロンとイソフムロンの研究は、ガン及びアルツハイマー病の発症メカニズムを明らかにすると共に、ガンやアルツハイマー病の予防・治療薬の開発に、大きなヒントを与える可能性の有る研究なのです。

　フムロンとイソフムロンの平面構造と立体構造を比較するために、「PubChem」というデータ集からデータを取り出し、図表 39 に示しました。黒丸（●）は酸素原子を示しています。

図表 39：フムロンとイソフムロンの平面構造と立体構造を比較

フムロン

正面図　　　　　　　　　　　　　　　　　　　　側面図

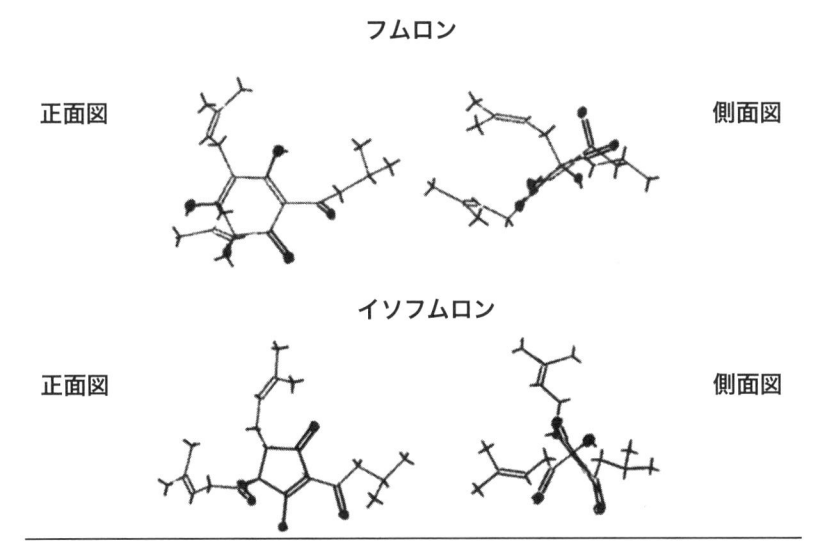

イソフムロン

正面図　　　　　　　　　　　　　　　　　　　　側面図

　フムロンとイソフムロンの正面図同士を比較すると、中心の六角形と五角形の差以外に、側鎖の方向に大きな差がみられます。一方、フムロンとイソフムロンの側面図同士を比較すると、中心の六角形と五角形は直線状に見えますが、側鎖の方向にやはり大きな差が認められます。

　従って、フムロンとイソフムロンの正面図同士・側面図同士を比較すると、中心の六角形が五角形へ変化する事により、側鎖の伸びる方向に大きな差が認められるのです。この差によって、両物質の分子全体の立体構造に大きな差が生じ、それぞれ異なる核転写因子へ結合する事が、可能となると推定されます。

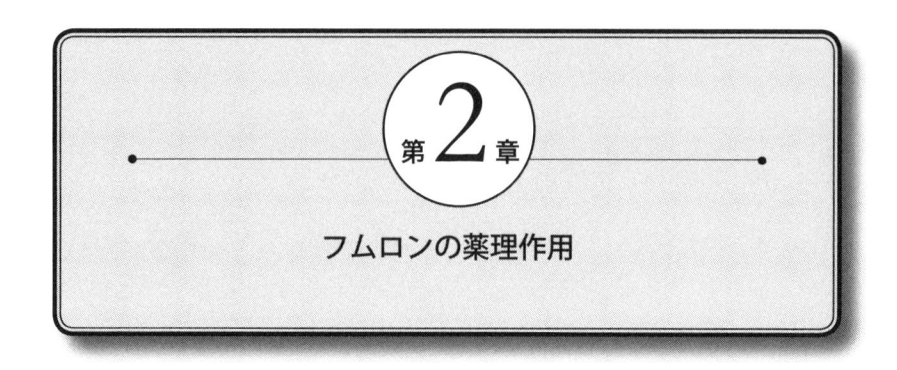

第2章
フムロンの薬理作用

I　骨粗鬆症とフムロン

　最近マスコミでよく「骨粗鬆症」という言葉を目にすることが多くなってきました。日本では、かつてない高齢社会に突入しつつあり、骨粗鬆症に罹って骨が脆くなり、骨折（特に大腿骨や背骨）を契機に寝込み、それが所謂ボケに至る図式（骨粗鬆症➡寝たきり➡認知症）が心配されています。もしそのようなことになれば、本人は勿論、介護する家族の負担も大変であり、又それに掛かる治療費も莫大な額になります。そこでこのような事態を未然に防ぐために、骨粗鬆症に罹らないようにすることが重要であり、社会的な要請でもあります。既に、骨粗鬆症治療薬や予防薬が製薬会社より出されていますが、副作用がより少なく、新しい作用機序を有する医薬を目指して、研究を始めました。骨量は女性ホルモンと密接な関係を有しており、閉経後（50才〜）の女性では急速に骨量の減少をきたします。従って、米国ではホルモン補充療法（HRT）が盛んであり、効果を挙げています。しかし、日本では子宮ガンや乳ガンを誘発する可能性があるという理由であまり用いられてきませんでしたが、最近黄体ホルモン（プロゲステロン）を併用すると、かなりその可能性を下げることができることがわかり、日本の臨床医も用いるようになりつつあります。

　そこで骨粗鬆症の発症の原点に立ち返り、女性ホルモンのエストロゲンに類似する作用を有する物質の探索に着手しました。女性ホルモンは骨粗鬆症

に有効であるばかりではなく、動脈硬化を防ぎ、アルツハイマー病の予防効果もあることも認められつつあり、閉経後の女性の所謂「クオリテー・オブ・ライフ (Quality of Life)」を高める療法として認知されつつあるのです。

　又、女性ホルモンの二つの作用、即ち骨に対する作用と、ガンを誘発する作用を分離する研究も進められており、女性ホルモンのエストロゲンに対するアゴニスト或いはアンタゴニストである、タモキシフェン（tamoxifen）やラロキシフェン（raloxifen）という化学合成品も医薬として開発されつつあります。

　そこで、上記の背景を考慮して、新しい作用機序を有し、かつ副作用が少ない女性ホルモン作用を有する医薬を目指して、研究を始めました。先ず、我々の生活に身近な植物成分から探し出すことを計画しました。色々の調査の結果、ビールの醸造に用いるホップが、女性ホルモン様活性成分を含む可能性があることを知り、骨の代謝への影響について検討することにしました。我々の骨の再構築は日々行われており、骨を造り過ぎないように、又削り過ぎないように、「骨形成」と「骨吸収」のバランスの上に成り立っているのです。

1. 骨再建　－骨のリモデリング－

　私達の骨は、日夜造り替えられており、4～5年で全身の骨が古い骨から新しい骨に置き換えられています。私達は痛くも痒くも感じないのに、不思議な気がします。地球には重力が存在し、その力に対応して生命活動を営むためには体を支える「骨格」が必要です。即ち骨が必要なのです。また、骨はカルシュウムの貯蔵庫としても機能しており、カルシュウムは体の中の「情報伝達」を行う物質の一つなのです。例えば、脳からの「ふくらはぎの筋肉、縮め！」という情報を、筋肉に伝えるのはカルシュウムなのです。従って骨には、「体を支える」と「カルシュウムの貯蔵庫」という、二つの役割があるのです。また、骨の内部には「骨髄」があり、骨髄細胞は赤血球・白血球、リンパ球などに変化し、酸素を運んだり、免疫を担っています。

　骨を造り替えるためには、二種類の細胞が必要であり、それは骨を溶かす「破骨細胞」と、できた穴を埋め戻す「造骨細胞（骨芽細胞）」です。私達の体は、受精卵から出発し、遺伝子に書かれている設計図に従って細胞分裂と細胞の役割分担が進み、成長しながら思春期を経て、20歳前後で完成すると言われています。成長に伴い、骨格も大きく、太くなり、20歳位までは骨量もどんどん増えていくので、造骨細胞の力が優っているのです。しかし、女性の場合、妊娠・出産・育児に適した年齢を過ぎると（ほぼ50歳位）、女性ホルモンが急速に減少して破骨細胞の力が強くなり、骨が「すかすか」になる「骨粗鬆症」になり易くなります。骨量と女性ホルモンには密接な関係が有るのです。男性の場合、元々女性ホルモンは少ないので、急速な骨粗鬆症にはならないと言われています。

　従って、前述のように骨粗鬆症を防ぐために、女性ホルモンである「エストロゲン」の補充療法があります。過剰な女性ホルモンには、乳ガン・子宮ガンの発生・増殖を促進する可能性があると指摘されていますが、この危険性は、黄体ホルモン（プロゲステロン）との併用で、減らすことが可能です。一方、女性ホルモンの持つ二つの作用、発ガン促進作用と骨量維持作用を分離し、骨量維持作用のみを有する医薬品の開発も進んでおり、実際に医薬品として開発され、臨床で用いられています。

2．ホップとの出合い

　麻（アサ）科植物ホップはヨーロッパにおいて、以前から薬草の一つと考えられており、揮発性物質による鎮静作用・睡眠導入作用等が認められ、安眠枕として使用されてきました。14世紀頃からは、ビールの苦味成分として、又、ビールへの雑菌の混入を防ぐ物質として用いられるようになりました。このビール醸造の原料の一つであるホップに出合ったのは、今から20年以上前になります。筆者は当時ドイツ系多国籍企業の製薬会社の研究所に勤めており、その研究所のミッションの一つが、「骨粗鬆症治療薬の研究開

発」でした。骨粗鬆症という病気は、一言で言うと「骨がスカスカになり、骨折しやすくなる病気」ですが、骨は日夜造り替えられており、「造り過ぎず、削り過ぎず」というバランスを取っているのです。このバランスが崩れて、削り過ぎの状態になると、骨粗鬆症になるわけです。骨粗鬆症治療薬の研究開発を目指すことになり、候補化合物のスクリーニングを開始する事になりました。

図表 40：骨の再建（リモデリング）の模式図

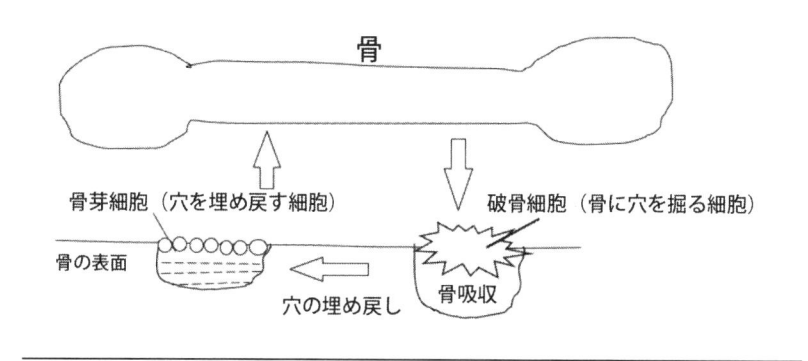

そこで筆者は、この削り過ぎを防ぐ物質を見つけ出せば、骨粗鬆症の治療薬の候補になるのではないかと、考えたのです。一方、女性ホルモンと骨粗鬆症には密接な関係が有り、閉経後女性ホルモンが減少し始めると、骨密度が減少し、骨がスカスカになる事が分かっています。

図表 41：女性ホルモン（エストロゲン）と骨量の関係

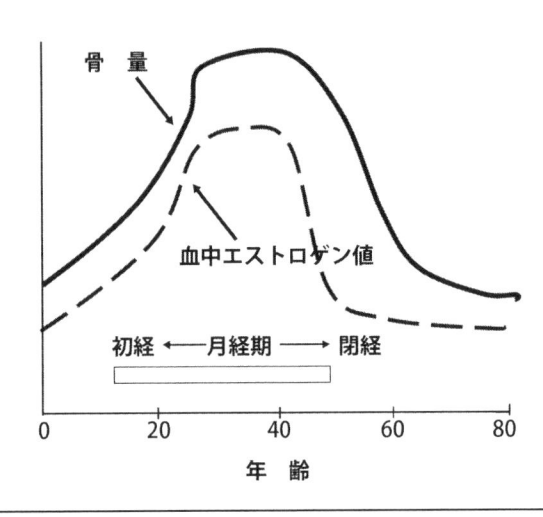

　従って、女性ホルモンの活性を有する物質を、広く植物などの生産する天然物に求めようと考え、「ホップの毬花に女性ホルモン様活性が有る」という報告を見つけました。しかし調査を進めると、逆に「活性は無い」とそれを否定する論文も発表され、結論の出ない状況である事が分かりました。一方、このように相反する実験結果が出るということは、その背後に何か「新しい事」が隠されている可能性があると感じました。即ち、ホップ成分の薬理学的解析については、全く手付かずである事が示唆されているのです。

　又、プロスタグランジンと言う物質が、骨量のバランスに関係するという報告が有りました。更に、前述のようにプロスタグランジンの「六員環と不飽和側鎖を有する」という構造が、ホップの一成分であるフムロンの構造に類似する事が分かりました。そこで、女性ホルモン様の活性を有し、かつプロスタグランジンに似た構造を有する物質を含む、ホップと言う植物に着目する事になったのです。

3．フムロン、キサントフモールの骨吸収阻害作用

　前述のように、我々の骨の再構築は日々行われており、骨を造り過ぎないように、又削り過ぎないように、「骨形成」と「骨吸収」のバランスの上に成り立っています。「骨形成」は骨芽細胞（オステオ・ブラスト）が担当し、「骨吸収」は破骨細胞（オステオ・クラスト）が担当しています。従って、骨芽細胞が行う骨形成を促進するか、破骨細胞が行う骨吸収を阻害することができれば、骨の量を維持・増強することができる事になります。先ず、骨吸収に着目し、骨吸収を阻害する活性を検定する方法として、Pit formation assay（骨吸収窩形成阻害分析法）を採用し、骨吸収窩の数を顕微鏡下にカウントしました。更に、フェノール性水酸基に対する呈色反応（塩化第二鉄或いはモリブデンリン酸アルカリ法）とを併用することにより、活性物質を精製することにしました。

　文献記載の方法を参考にして活性物質をホップ抽出物から精製し、それらの化学構造を各種スペクトルなどの解析により、アルファ（α）酸画分の主成分フムロン及びキサントフモールと決定しました。ベータ（β）酸画分にも活性を認めましたが、ベータ酸画分は空気中で非常に不安定であり、更なる研究は断念しました。骨吸収阻害の強さを「50% 骨吸収窩形成阻害濃度の値」（IC50）で表現すると、キサントフモールは $1.3\mu\mathrm{M}$（μ は 10^{-6}）、フムロンは $5.9\ \mathrm{nM}$（n は 10^{-9}）でありました。特にフムロンの値は非常に小さく、現在知られている骨吸収阻害剤として最強の化合物の一つです。

　一方、キリンの研究者は、卵巣を摘出して閉経状態にしたラットを低カルシウム食で飼育し、ビールを4週間自由摂取させて骨密度を測定する実験を行いました。その結果、ビールを摂取させたグループは、5% のエタノールを摂取させたグループと比較して有意に骨密度の減少が抑制されることが確認されました。即ち、骨吸収が阻害されたのです。次に、ビール中の活性成分を探るために、通常のビール（ホップ添加）とホップ無添加のビールを閉経モデルラットに摂取させて、骨密度を測定しました。その結果、ホップ

を添加した通常のビールを摂取したグループでは、有意に骨密度の低下が抑えられたことから、活性成分はビール中のホップ成分であることが示唆されました。又、ホップ成分は女性ホルモンに似た働きをすると報告されているので、ビール中からエストロゲン（女性ホルモン）に似た働きをする物質としてイソキサントフモール、8- プレニルナリンゲニンを選びました。それぞれを 4 週間にわたって摂取させた後、骨密度を測定しました。その結果、イソキサントフモールを与えたグループでは、骨密度の減少が有意に抑制されました。一方、8- プレニルナリンゲニンには、この実験では、骨密度の減少が有意に抑制されなかったとのことです。

　次にこれらの阻害剤の、作用機序について考察しました。キサントフモールは動物の肝臓に存在する P-450 システムにより、環化され、更に脱メチル化が起こり、8- プレニルナリンゲニン（8-prenyl naringenin）に誘導されると推定されています。又、ナリンゲニン（naringenin）はエストロゲンのアゴニスト（agonist）の活性があるという報告があります。そこで 8- プレニルナリンゲニンの分子模型を組んだところ、17-β estradiol（エストロゲン化合物）のそれとよく類似し（p.153 の図表 46）、特に前者の分子が有する二つの水酸基の距離と方向は、17-β estradiol のそれらとよく一致しました。又、エストロゲンも骨吸収阻害作用を有すると言われています。従って、キサントフモール分子はエストロゲンのアゴニストとして、エストロゲンと同様のメカニズムにより、骨吸収を阻害すると推定しました。しかし、前述のキリングループの「8- プレニルナリンゲニンは、ラットには骨密度維持の効果が無かった」という報告も有り、ラットと人間との差も含め、更なる研究が必要と思われます。

4．シクロオキシゲナーゼ− 2 遺伝子とフムロン

　一方、フムロンの分子模型を組んだところ、プロスタグランジン（prostaglandin）のそれとよく類似し、中央の環状構造を、 3 本の側鎖が囲

む構造を有しています。又、フムロン分子は、アラキドン酸が引き起こす炎症を阻害するという報告があり、アラキドン酸－プロスタグランジン・カスケードに干渉すると予想されました。更に、プロスタグランジン E2 は骨の代謝に関与していることが、多くの研究者によって明らかにされており、この点からもフムロン分子はプロスタグランジン E2 のアゴニスト、或いはアンタゴニストとして骨の代謝に関与していることが推定されました。そこで徳島大学医学部生化学教室にお願いし、プロスタグランジン生合成酵素のシクロオキシゲナーゼ -1（COX-1; 構成型酵素）及び -2（COX-2; 誘導型酵素）に対するフムロンの作用について検討して戴きました。その結果、フムロンは 30nM という低濃度で、マウス骨芽細胞 MC3T3-E1 細胞の COX-2 遺伝子の「転写」を強力に阻害することが判明しました。フムロンの骨吸収阻害作用は、この COX-2 遺伝子の転写阻害によるものと考えました。即ち、フムロンは骨芽細胞のプロスタグランジン E2 の生合成を直接阻害することにより、プロスタグランジン E2 の濃度を下げ、破骨細胞の分化・機能を障害すると考えられるのです。骨芽細胞が破骨細胞の分化や機能をコントロールしている訳なのです。

　又、興味ある事に、フムロンの作用機序はシクロオキシゲナーゼ（COX-2）遺伝子への「転写阻害」のみならず、COX-2「酵素活性阻害」を有しているのです。これはフムロンが、「遺伝子の発現レベル」及び「酵素タンパクレベル」の、2 箇所で強力に COX-2 の機能を阻害している事になります。

　非ステロイド系の消炎鎮痛剤である NSAIDs（インドメタシン、アスピリンなど）は、PGE2 合成を阻害し、痛み（疼痛）や腫脹を抑制します。PGE2 は、炎症促進作用により、疼痛や、発熱などを来たしますが、PGE2 は、同時に免疫抑制作用があり、炎症性サイトカインの産生を、抑制します。従って、NSAIDs により、PGE2 の合成が阻害されると、疼痛が緩和したり（鎮痛作用）、解熱します（解熱作用）が、炎症性サイトカインによる炎症（組織破壊など）は、進行するおそれがあります。

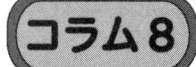

シクロオキシゲナーゼ－ 1
（COX-1）と COX-2

　COX には 1 型、2 型の 2 種類が知られており、1 型は構成型酵素
で、ほとんどの組織や細胞で構成的に常に発現されています。2 型は
炎症にかかわるサイトカインであるインターロイキン (IL)-1 α、腫瘍壊
死因子（TNF-α）、リポポリサッカライド (LPS) などや、成長因子、ま
た、多くの発ガン物質による刺激に対し、誘導発現されます。COX-1
と COX-2 は、それぞれ異なった染色体上にありますが、その遺伝子構
造はよく似ており、アミノ酸配列や分子量も相同性が高いのです。前述
したように、プロスタグランジンはアラキドン酸から COX の触媒を受
けて生成される物質で、精液中から初めて抽出されたため、この名前が
つきました。その後相次いで、さまざまな種類の PG が発見され、各臓
器で生理活性、半減期の異なる特異的な PG が産生されることが判明し
ました。PG の基本骨格は、中央の 5 員環から 2 本の α 鎖と ω 鎖が伸
びたもので、5 員環部分の酸素原子と二重結合の違いにより、A ～ J 群
に分けられています。また、側鎖の二重結合の数によって、1 ～ 3 群が
あり、PGE1、PGH2、PGA3 というように分類・表記します。現在分
かっているプロスタグランジンの役割は、主として、生体の恒常性の維
持を目的とする生理作用です。プロスタグランジンは、アラキドン酸が
アラキドン酸カスケードで、シクロオキシゲナーゼ（COX）により代
謝されて合成されます（前出の p.127 の図表 37 を参照）。

II　フムロンの血管新生阻害活性

1．骨吸収阻害のメカニズム　－核転写因子 NF-κB 阻害－

　前記のように、フムロンの骨吸収阻害作用は、COX-2 遺伝子への「転写阻害」によるものと証明されました。更に、詳細な実験で、その転写阻害のメカニズムは、転写因子 NF-κB に作用し、その機能を阻害する事により、COX-2 遺伝子の転写過程を阻害する事が判明したのです。これは非常に重要な発見であり、フムロンが色々な遺伝子の転写過程に影響を与え、それらの遺伝子の発現を制御できる可能性を示しているのです。

2．血管新生阻害作用

　最近、COX-2 と血管新生との密接な関係が注目されているので、フムロンの血管新生への阻害活性について検討しました。実験方法とその結果については、次のようになります。

　先ず、鶏卵漿尿膜（CAM）と血管内皮細胞を用いて血管新生への阻害活性を測定しました。フムロンは CAM 法で濃度依存的に血管新生を阻害し（図表 42 を参照；右図では血管新生が阻害されている）、COX-2 酵素の特異的阻害物質 NS-398 より強い阻害でした。又フムロンは、マトリゲル（Matrigel）上のラット肺静脈内皮細胞の管腔形成を低濃度で阻害しました。更に、マウス内皮細胞に対し、顕著な増殖阻害活性を示しました。マウス内皮細胞や腫瘍細胞 Co26（COX-2 酵素を継続的に産生するガン細胞）が生産する血管新生因子（VEGF）の産生を阻害しました。フムロンは、in vivo (生体内での実験) 及び in vitro（試験管内での実験）で強い血管新生阻害作用を示しました。フムロンは、酵素レベルでは COX-1 酵素より COX-2 酵素の活性を強く阻害し、更に遺伝子発現レベルでは、COX-2 遺伝子の転写活性を抑制しました。従って、フムロンは、COX-2 遺伝子及び酵素活性の抑制を介して血管新生を阻害し、それによって、腫瘍の増殖や転移を阻止する可能がある

事が明らかになりました。

図表 42：フムロンの血管新生阻害作用

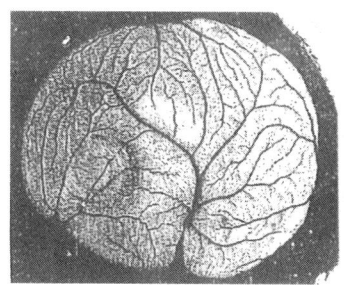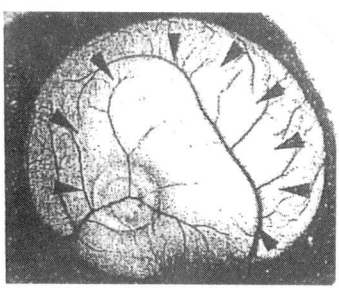

左図：フムロン無し　　　　右図：フムロン有り

　ガン細胞の増殖と血管新生の関係を図示すると、以下の図表 43 のように
なります。

図表 43：フムロンの血管新生阻害作用

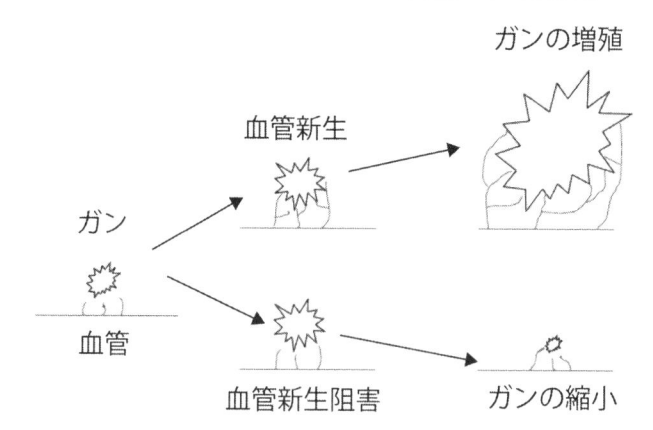

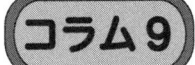

ガンと血管新生 －ガン細胞を兵糧攻めに－

　ガンが大きくなるためには、栄養や酸素を運ぶ血管を増やしていく必要があり、ガン細胞は血管を増やす増殖因子を自ら分泌して血管を新生しています。これを「血管新生」と呼びます。ガン細胞が血管を新しく作るために、

1）ガン細胞は血管内皮細胞増殖因子というタンパク質を分泌して、近くの血管の内皮細胞の増殖を刺激し、

2）さらに周囲の結合組織を分解する酵素を出して増殖した血管内皮細胞をガン組織の方へ導き、

3）血管の内腔を形成する因子を使って新しい血管を作っています。

これら 1）～3）のステップのいずれかを阻害する事が出来れば、血管新生を阻止できます。即ち、ガン細胞を兵糧攻めにする方法です（p.142 図表 43 を参照）。ガン細胞が 100 個くらいになると、それ以上大きくなるためにはガン組織専用の血管が必要になって、ガン細胞が血管を新生するための増殖因子を産生し始めると言われています。従って、ガンの血管新生を阻害する薬を早期から使用すれば、手術後に残ったガン細胞の増殖を抑制して、再発を防ぐことになります。ガンが大きい場合でも、ガン細胞を殺す抗ガン剤治療などと併用すれば、抗腫瘍効果を高めることができます。

III　フムロンの骨髄性白血病細胞 U937 への作用

　更に、埼玉県立がんセンター化学療法部との共同研究から、フムロンは、ビタミンDの骨髄性白血病細胞に対する分化誘導作用を増強する効果があることを認めました。従って、フムロンとビタミンDとの併用療法により、ビタミンDの用量を減らすことができ、その結果ビタミンDによる副作用を軽減できるという実験結果を得ました。

IV　フムロンの薬理作用のまとめ

　実験結果をまとめると、フムロンは、強力な骨吸収阻害作用及び血管新生阻害作用を有する事を発見しました。その作用機序は、フムロンがシクロオキシゲナーゼ -2（COX-2）酵素を阻害する事によりプロスタグランジン E2 の生合成を阻害し、破骨細胞の機能を阻害する事が証明されました。一方、COX-2 酵素阻害は、血管新生阻害と密接な関係がある事が知られています。そこで、フムロンの血管新生に対する効果を実験したところ、予想通り、血管新生を強力に阻害しました。ガン細胞の血管新生を阻害する事が出来れば、ガン細胞を「兵糧攻め」にする事が出来、新しい制ガン剤となり得るのです。従ってフムロンの COX-2 酵素阻害活性が、骨吸収阻害作用及び血管新生阻害作用を引き起こす事が証明されました。

　フムロンの薬理作用を箇条書きにまとめると、以下のようになります。

1．骨吸収阻害作用：骨吸収阻害活性を pit formation assay 法により検定した。

　　その結果、50% 阻害濃度（IC50）は、5.9×10^{-9} M であった。尚、キサントフモールの IC50 は 1.3×10^{-6} M であり、フムロンの阻害活性の 1/1000 であった。

2．シクロオキシゲナーゼ -2(COX-2) 遺伝子の転写阻害活性：骨吸収抑制因子として発見されたフムロンは、COX-2 遺伝子の転写誘導を抑制した

（IC50:30nM）。マウス骨芽細胞 MC3T3-E1 の持つ COX-2 遺伝子の転写阻害により COX-2 酵素が造られず、破骨細胞活性化因子プロスタグランジン（PG）E2 は産生されない。

　その結果、破骨細胞が活性化されず、骨吸収が阻害されたと考えられます。

3．血管新生阻害活性：COX-2 と血管新生との密接な関係が注目されており、鶏卵漿尿膜（CAM）と血管内皮細胞を用いて、フムロンの血管新生への阻害活性について検討して戴いた（東京都臨床医学総合研究所・羽里、島村博士）。フムロンは CAM 法で濃度依存的に血管新生を阻害し（50％の効果が出る量 ED50:1.5μg ／ CAM）、COX-2 酵素の特異的阻害物質 NS-398 より強い阻害であった。一方、フムロンはマトリゲル（Matrigel）上のラット肺静脈内皮細胞の管腔形成を低濃度で阻害した。又、マウス内皮細胞に対し顕著な増殖阻害活性を示した。

　更にマウス内皮細胞や腫瘍細胞 Co26（COX-2 酵素を継続的に産生）が生産する血管新生因子（VEGF）の産生を阻害した。このように、フムロンは COX-2 の抑制を介して血管新生を阻害し、腫瘍の増殖や転移を阻止する可能性が示された。

4．ビタミン D の骨髄性白血病細胞に対する分化誘導作用を増強：フムロンとビタミン D との併用療法により、ビタミン D の用量を減らすことができ、その結果ビタミン D による副作用を軽減できる。

5．ガン細胞 HL60 細胞へのアポトーシス誘導作用及び細胞毒性：HL60 細胞へアポトーシス（HL60 染色体 DNA の断片化及び細胞死）を誘導した。

第3章
キサントフモールの薬理作用

　キサントフモールは、ビール醸造に使うホップ（蔓性の麻科植物）の毬花に含まれる成分の一つであり、最近様々な薬理活性を有する事が明らかになってきました。又、キサントフモールはビール醸造中に、構造異性体のイソキサントフモールに変化します。

　キサントフモールについて、筆者自身の研究成果も含め、最近報告されている様々な薬理活性について紹介したいと思います。下図にキサントフモールの構造を示します。

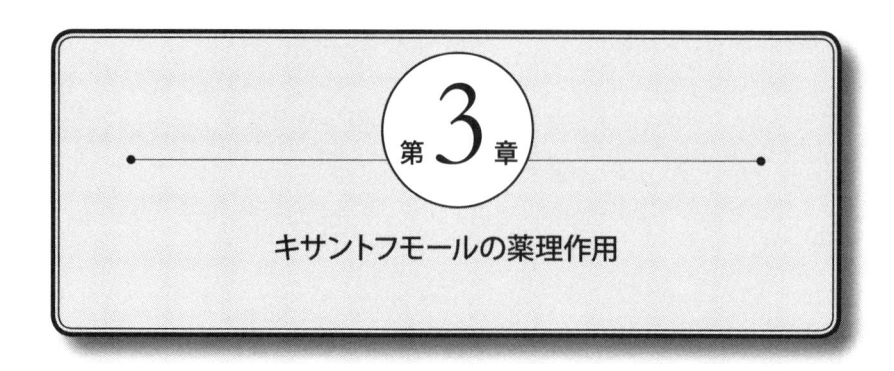

キサントフモールの構造式

Ⅰ　キサントフモールのガン細胞 HL60 への作用
─フムロンとの比較─

　既に、フムロン、イソフムロンのガン細胞 HL60 への作用については、第
2章で述べましたが、キサントフモールについても、実験を行いました。キ
サントフモールの存在下にこの HL60 細胞を培養・増殖させ、一定時間毎
に培養液をサンプリングして細胞を回収し、その細胞に含まれる DNA をア
ガロース電気泳動法で解析し、生存した細胞数をカウントしました。フムロ
ンとキサントフモールの結果を、以下の図表 44 の図とグラフに示します。

図表 44：フムロンとキサントフモールの
ガン細胞 HL60 への作用

フムロン及びキサントフモールによる
ガン細胞 HL60 への分解作用

グラフ：フムロン及びキサントフモ
　　　ールのガン細胞 HL60 への
　　　細胞死誘導作用

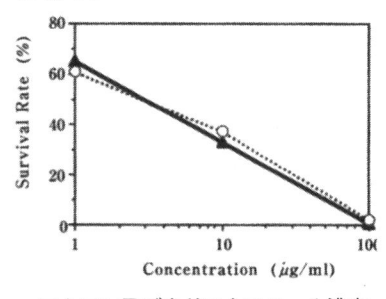

HU: フムロン　　　XH: キサントフモール

フムロン及びキサントフモール濃度

○：フムロン　　▲：キサントフモール

　フムロンとキサントフモールの HL60 細胞への作用を比較すると、細胞死誘導作用（生存率）に関しては、グラフを見ても分かるように、両物質の濃度増加に逆比例して、生存率が直線的に減少しました。一方、両物質の DNA 分解パターンを比較すると大きく異なり、図中の楕円部分を見ると分かるように、フムロンでは DNA 分解は進んでいますが、キサントフモールでは逆に DNA 分解が阻害されています。キサントフモールは二相性を示し、低濃度（1 及び 10μg/ml）においてはアポトーシス誘導しましたが、高濃度（100μg/ml）では染色体 DNA の断片化を阻害しました。キサントフモールは高濃度においては、フムロンと異なる機構により細胞死をもたらすと考えられます。即ち、キサントフモールは低濃度ではアポトーシス誘導活性が優勢ですが、高濃度では別のしくみによる細胞死が誘導されているのです。高濃度のキサントフモールは、フムロンと違い、「DNA 断片化を阻害する」事が判明したのです。

　アポトーシス誘導活性が有るかどうかを判定するためには、3 つの判断基準が有ります。ホップ成分の存在下にこのガン細胞を培養・増殖させた時に、以下の 3 つの基準を満たせば、「アポトーシスが誘導された」と判定されます。1 つ目の基準は、「どの位の数の細胞が死ぬか、言い換えればどの位生き残るか（生存率）」です。

　2 つ目の基準は、DNA が分解されて断片化され、180 〜 200 塩基対の整数倍、即ち 200、400、600、800 塩基対の長さのバンドが「階段、或いははしご状に見えるか」どうかです。この DNA の断片化の程度は、アガロース電気泳動法という方法で判定する事が出来ます。

　3 つ目の基準は、上記の「生存率の変化」と「DNA 断片化の程度」が、ホップ成分の濃度に依存して起こるかどうか、即ちホップ成分の濃度が濃くなるにつれて、変化の程度が大きくなる事（濃度依存性）が重要です。

II　フムロン、イソフムロン、キサントフモールのガン細胞 HL60 への作用の比較

1. 三者三様の作用

　フムロン、イソフムロン、キサントフモールのガン細胞 HL60 への作用を比較すると、興味深い事に、以下に示すように 3 つの化合物で、三者三様の結果を示しました。

　　①フムロン存在下：濃度依存的に HL60 細胞が「死滅」、濃度依存的に「DNA 断片化」

　　②イソフムロン存在下：生存率に変化無し、DNA は断片化されず（作用無し）

　　③キサントフモール存在下：濃度依存的に HL60 細胞が「死滅」したが、低濃度でのみ「DNA 断片化」し、高濃度では「断片化を阻害」

という結果でした。これを分かり易く表に示すと、次のようになります。

図表 45：フムロン、イソフムロン、キサントフモールの ガン細胞 HL60 への作用の比較

ホップ成分	細胞致死作用	DNA 断片化作用
フムロン	＋	＋
イソフムロン	－	－
キサントフモール	＋	＋（低濃度）
	＋	－（高濃度）

　　　　　　＋：作用有り　　　－：作用無し

　上記の 3 成分の実験結果には、次の 2 つの興味深い点が有ります。

　① フムロンとイソフムロンの化学構造を比較すると、両者は分子式を
　　ほぼ同一とする異性体であるが、ガン細胞 HL60 に対する作用は全く
　　異なる。
　② キサントフモールの DNA への断片化作用は、低濃度の場合のみに観
　　察され、高濃度では逆に DNA 断片化抑制（阻害）作用がある（低濃
　　度と高濃度における二相的な作用）。

　という 2 点です。当時（今から 20 年前）には、これら 2 点の説明は付き
ませんでしたが、最近、二つの現象は、重要な意味を有する事が分かってき
ました。それを以下に示します。

　① イソフムロンの作用：「アポトーシスを誘導しない（する能力が無い）
　　→アポトーシスとは無関係」という消極的な意味ではなく、前述した
　　ように、「アポトーシスが起こることを防ぐ」という積極的な作用を
　　有する事が分かってきました。即ち、イソフムロンはアポトーシスと
　　密接に関係し、アポトーシス（或いはネクローシス）を抑制する可能
　　性が出てきました。即ち、細胞死を防ぐ、保護作用です。
　② キサントフモールの二相的な作用：低濃度ではアポトーシスを誘導
　　（DNA 断片化）するが、高濃度では逆に DNA 分解阻害作用を有する
　　という、一見矛盾する二つの作用を有している事になります（細胞死
　　は、低濃度・高濃度の両者で起こる）。

２．キサントフモールの二相的な作用　－カルコンとの類似性－

　このキサントフモールの二相的な作用は、キサントフモールに固有な特性
かどうかを、他の 6 個のフラボノイド（カルコン、ケルセチン、フロレチン、

バイカレイン、ゲニステイン、ナリンゲニン）と比較検討しました（高知高専・紀要 47 号参照）。

　実験の結果、カルコンのみが、キサントフモールと同じ二相的な作用を示しました。即ち、低濃度ではアポトーシスを誘導（DNA 断片化）し、高濃度では逆に DNA 分解を阻害する作用が観察されました。カルコン骨格を有するキサントフモールとカルコン（プレニルフラボノイド）が同じ特性を示したのです。文献を調べると、2011 年に「キサントフモールは、細胞周期の G2 ／ M 期で拘束を起こして Notch1（分化誘導因子）の発現と細胞増殖の両者の発現を抑制し、アポトーシスを誘導する」という内容の論文が発表されました。即ち、「染色体の両極への分配・移動」が不完全であり、G2 期のチェックポイントを通過できないという事を示唆しています。

　この機構は正確な遺伝情報を娘細胞、ひいては子孫に伝達するための、生命にとって重要な役割を果たしていると考えられており、この機構の異常はヒトなどのガン発生の主要な原因の一つと言われています。増殖が盛んな細胞ではこの細胞周期が回転して細胞数を増やしていきますが、神経細胞のように分化した細胞では、細胞周期は停止しているのです。

　又、別の文献では、「キサントフモールはキノン還元酵素を誘導することにより、DNA の損傷・分解を抑制する」と記載されています。この作用によって、発ガンを阻止すると言われています。従って、高濃度のキサントフモールでは、アポトーシスが誘導される前に「細胞周期における G2 ／ M 拘束」により細胞死が起こり、結果的に DNA 断片化を生じなかったと考えられます（p.51 図表 9：細胞周期を参照）。

　ヒト白血病細胞 HL60 に対するフムロン、イソフムロン、及びキサントフモールの作用についてまとめると、イソフムロンはガン細胞には無効ですが、フムロン及びキサントフモールは、アポトーシス誘導或いは細胞周期阻止作用によりガン細胞に有効と思われます。

3．アポトーシス、ネクローシス、そしてネクロプトーシス

　細胞の死に方には二通りあり、「アポトーシス」と「ネクローシス」と言います。「アポトーシス」や「ネクローシス」は、生物・医学の領域では非常に重要な研究テーマの一つで、この 10 〜 15 年間に非常に進歩した学問分野です。細胞が死ぬという現象は、主に外的な条件、具体的には細胞の外からの物理的衝撃や急激な温度変化（打撲、火傷等）、或いは化学的刺激（毒物質等）が原因となり、細胞が生存する機能を失う事と、漠然と考えられていました。これが「ネクローシス」という死に方です。ネクローシスは、細胞の「事故死」と言われ、怪我や火傷等の偶然の要因で細胞が死んだ場合になります。ところが、20 年程前から、細胞の内的要因、即ち、細胞自らの意志によって死を選ぶという「アポトーシス」という現象の、生化学的分析や遺伝子解析、そしてシグナル伝達機構の研究が盛んに行なわれるようになりました。しかもこの現象は、広く生物界全体（勿論、人間も含まれる）で見られる現象である事が明らかになってきました。この現象に、ギリシャ語の「枯れ葉が自然に落ちる」という意味の「アポトーシス」という言葉を使う事になりました。アポトーシスは「プログラム細胞死」とも言われ、細胞の DNA 上にアポトーシス誘導のプログラムが遺伝情報として記述されています。細胞の外からのシグナル、或いは細胞内部からのシグナルにより、アポトーシスが誘導されると細胞死が起こり、最終的にカスパーゼという酵素により、DNA 分解酵素が誘導されて DNA が分解され、特有のラダー（階段）状 DNA 断片化（〜 180 塩基対の整数倍）が起こります。アポトーシスは生命が成長・生存する為に必要な細胞死であり、昆虫などの蛹の中で起こる幼虫から成虫への変態、オタマジャクシの尾の分離、ヒトの胎児における指間の水掻き細胞の消失等が知られています。又、多くの制ガン剤は、ガン細胞にアポトーシスを誘導する事により、ガン細胞を死に至らしめると考えられています。一方、アルツハイマー病では、神経細胞が大量にアポトーシスにより消失する事が原因と考えられており、如何にアポトーシスを防ぐかが

一つの治療法と期待されています。

　最近、アポトーシスからネクローシスへと進む、連続的な反応による細胞死が観察されており、「ネクロプトーシス」と命名されています。従って、従来のように「アポトーシス」と「ネクローシス」とに明確な区別を付けて分類する事には、無理が有るかもしれません。

III　キサントフモールの女性ホルモン様作用

　ホップ摘みの女性の間では、「乳房が大きくなる」、「肌の色艶が良くなる」、或いは「性周期が乱れる」等の生理作用の存在が以前から知られており、ホップには女性ホルモンに似た作用が有ると考えられておりました。その後の研究から、ホップ成分の一つであるキサントフモールが動物の肝臓に存在する P450 酵素システムにより、環化され、更に脱メチル化が起こり、8- プレニルナリンゲニンに誘導されるという事が証明されました。8- プレニルナリンゲニン分子が有する二つの水酸基（5 位と 4' 位）の距離と方向は、女性ホルモンの 17-β エストラジオールのそれらとよく一致し、8- プレニルナリンゲニンはエストロゲンのアゴニストの活性があると報告されています（図表 46 を参照）。

図表 46：8- プレニルナリンゲニンと 17-β エストラジオール　の構造の比較

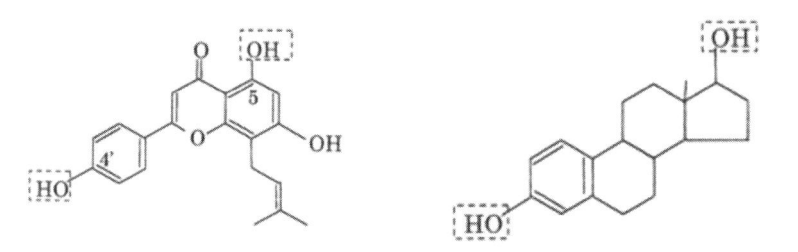

左図：8-プレニルナリンゲニン　　右図：17-β エストラジオール

　最近の研究で、「植物（フィト）の作る女性ホルモン様物質」（エストロゲンに似た作用を有する植物由来の物質で、フィトエストロゲンと命名）が注目され、その一つが大豆に含まれる「イソフラボン」であることを皆さんもご存知と思います。イソフラボン（ゲニステイン、ダイゼイン等）の構造は、エストロゲンの構造と一部似ており、エストロゲン受容体に結合できるのですが、その作用の強さはかなり弱いのです。しかし、厚生労働省はイソフラボンの取り過ぎに警告を出しており、1日の摂取量に制限を設けています（上限 75mg）。エストロゲンを始め、女性ホルモンには骨量維持、発ガン促進以外にも多様な作用を有しており、基本的には女性の生活の質（quality of life）を高める作用を持っているので、フィトエストロゲンの十分な医学的研究や注意深い使用が必要です。最近注目されているフィトエストロゲンの一つは、ビールホップなのです。

　シトクロム P450（Cytochrome P450）は、肝臓において、体の外から体内に入って来る食べ物に含まれる、或いは血管の中に直接入って来る低分子有機化合物に対して、代謝・分解・解毒を行う酵素群であり、水酸化酵素ファミリーの総称です。略して CYP（シップ）と呼ばれています。一酸化炭素が、還元型酵素の活性部位の鉄原子に結合すると、450 ナノメートル（可視光領域）の波長を持つ電磁波に対し吸収を示すので、ピグメント（色素）450 という意味で大村恒雄と佐藤了により 1964 年に P450 と命名されました。様々な基質を水酸化するので、多くの役割を果たします。肝臓において解毒を行う酵素として知られています。例えば、お酒（エチルアルコール）を飲んだ時に、このアルコールをアルデヒドを経て、酢酸にまで分解する酵素も肝臓に存在しています。基本的には、生物の持つ、低分子有機化合物に対する自己防衛システムの一つと考えられています。ステロイドホルモンの生合成、脂肪酸の代謝や植物の二次代謝など、生物の正常活動に必要な反応にも関与しています。従って、前述のようにキサントフモール分子は 8- プレニルナリンゲニンへ変化し、エストロゲンのアゴニストとしてエストロゲ

ン受容体に結合し、エストロゲンと同様のメカニズムにより、女性ホルモン様活性を有すると考えられています。

IV　キサントフモール、イソキサントフモールと骨粗鬆症

キリンは、卵巣を摘出して閉経状態にしたラットを低カルシウム食で飼育し、ビールを 4 週間自由摂取させて骨密度を測定する実験で、有意に骨密度の減少が抑制されることを確認しました。更にビール中の有効なホップ成分は、イソキサントフモールと同定しました。

前述した筆者らのホップ成分（フムロンとキサントフモール）の実験結果と、キリンのデータを比較すると、以下の事が考えられます。ビール醸造中に、フムロン⇒イソフムロンへ、キサントフモール⇒イソキサントフモールへ異性化が起こり、以下の 2 点が考えられます。

①ビールに含まれているイソフムロン（フムロンの異性体）には、骨吸収阻害作用は無いと考えられる。

②ビールに含まれているイソキサントフモール（キサントフモールの異性体）には、骨吸収阻害作用が有る。

従って、キサントフモールとイソキサントフモールは、両者とも骨吸収阻害作用を有する、という結論になります。

但し、ビール中に含まれるイソキサントフモールの量は、かなり少ないと考えられています。

V　キサントフモールの抗炎症作用（核転写因子 Nrf2-ARE シグナル経路）

キサントフモールは、その骨吸収阻害作用から、フムロンと同様に核転写因子 NF-κB への阻害作用を有し、その結果、抗炎症作用を示すと考えら

れます。非ステロイド系抗炎症剤は、NF-κB への阻害作用を有しています。従って、フムロンは NF-κB への阻害作用により、一方、イソフムロンは核転写因子 PPARα/γ へのアゴニストとして、キサントフモールは NF-κB への阻害作用により、作用機序は異なるにしても、3者とも抗炎症作用を有することになります。

　又、韓国研究者の、キサントフモールの抗炎症作用に関した最近の報告（2011 年発表）によれば、「キサントフモールはネズミ脳・ミクログリア細胞の Nrf2-ARE シグナル経路に作用し、抗酸化作用を有する酵素ヘムオキシゲナーゼ等を誘導して活性酸素を消去し、ミクログリア細胞の炎症を抑制する」と述べています。又、この考察は、筆者らが提案している「イソフムロンはブタ脳細胞の Nrf2-ARE シグナル経路に作用し、抗酸化作用を有する酵素ヘムオキシゲナーゼ等を誘導して活性酸素を消去し、脳細胞のアポトーシス死或いはネクローシス死を阻害し、脳細胞を保護作用する」という考察と類似しています。

　このように、アルツハイマー病に、脳・ミクログリア細胞の炎症が関係すると考える研究者もおり、キサントフモールの抗炎症作用や抗酸化作用が、この認知症の治療に有効ではないかと期待される所以です。

VI　キサントフモールとコレステロール

　脳細胞膜の表面積は他の細胞のそれと比べてかなり大きく、細胞膜中のコレステロール量が多いのが特徴です。コレステロールは、細胞膜が有する物質の透過性や流動性に深く関わっており、膜安定化作用が確認されています。

　筆者等が述べたように、キサントフモールの構造や物理化学的性質は、コレステロールのそれらと似ています。キサントフモールの分子式は $C_{21}H_{22}O_5$、分子量は 354 であり、一方コレステロールの分子式は $C_{27}H_{46}O$、分子量は 386 であり、両者は類似しております。そこで、麻酔薬の細胞膜への分配を指標とする細胞膜流動性の測定を行い、その結果を検討したとこ

ろ、キサントフモールがコレステロールより大きい膜流動性の変化（約 2 倍）を起こす事が示されました。もし、細胞膜上でキサントフモールがコレステロールと置換したならば、細胞膜の流動性に変化を及ぼす可能性が有ると考えられるのです。更に、キサントフモールが、神経細胞のコレステロール代謝や神経細胞成長因子と密接な関係を有している可能性も有ります。

VII　キサントフモールの NGF（神経細胞増殖因子）誘導作用

宝酒造 (株) バイオ研究所では、明日葉、ホップ、ガジュツ (紫ウコン) などの食用植物の成分が、認知症の予防・治療に有効と期待される NGF の生体内での産生を顕著に増強することを発見しました。明日葉では、15 〜 20 倍に NGF 産生を増強、ホップ、ガジュツも 5 〜 10 倍に NGF 産生を増強しました。ホップのどの成分が有効かを調べると、成分の一つであるキサントフモールに、この NGF 誘導作用が有り、しかも経口投与で有効である事が分かり、期待が持てるのです。構造異性体のイソキサントフモールには、この作用は殆ど無いとの事です。

VIII　キサントフモールの抗変異原活性

キサントフモールは発ガンおよび腫瘍形成を阻害します。従って、ガンの発生および増殖に対する化学的予防剤として有用であることが判明しています。これらの化合物は様々なレベルに作用します。最も注目されるのは、これらの化合物は、肝臓に含まれるシトクロム P450 酵素を阻害することにより、発ガンを抑制するという事です。シトクロム P450 酵素は、低分子有機化合物を水酸化して、排出されやすい水溶性の物質に変える役目を果たしているのですが、タバコに含まれるベンゾピレンなどの発ガン物質では、逆にシトクロム P450 による水酸化で発ガン性が生じることが明らかにされているのです。即ち、ベンゾピレンおよび他の多環式芳香族炭化水素（PAH）

のような化合物を、より極性のエポキシ–ジオールに酸化し、突然変異を引き起してガン発生を誘発します。

　従って、この P450 酵素を阻害すれば、ガン発生が誘発されるのを防ぐことが出来るのです。キサントフモールは、特にシトクロム P450 酵素の一種の CYP1A という酵素を強力に阻害します。キサントフモールが有するこれらの阻害活性を、抗変異原活性と言います。まとめると、以下の二つになります。

　　①前発ガン物質の代謝活性化を阻害し、発ガン物質へ変化することを抑制する。
　　②発ガン物質を解毒する解毒酵素を誘導する。

　更に、前述したように、キサントフモールはある種のガン細胞系においてアポトーシスを誘発し、またいくつかの場合には現用のいくつかの化学療法剤に耐性の細胞においても、アポトーシスを誘発できることが判明しています。従って、キサントフモールは発ガン予防に、或いはガンの治療にも、両方の面で有効である可能性が有ります。

IX　キサントフモール、イソフムロンの白髪防止作用

　大手化粧品会社（資生堂）と大手ビール会社（キリンビール）は、ホップに含まれる「キサントフモール類」と「イソフムロン類」が、髪の毛を黒くするメラニン色素を増やす効果があり、白髪を防ぐという共同研究結果を発表しました。そしてその後、ホップエキスが入った育毛剤を通信発売しています。これらのエキスが、色素細胞（メラノサイト）に影響を与える因子 MITF（Microphthalmia-associated transcription factor；小眼球症関連転写因子）を増加させ、色素細胞が活性化されてメラニン色素が増えると考えられています。

　色素細胞の遺伝子に変異が生じると、マウスでは、皮膚や耳胞 (将来の内耳) に遊走するメラノブラスト（メラノサイト前駆細胞）や網膜色素上皮の分化・増殖異常が起こり、白毛と難聴および小眼球症を呈します。ヒトでは皮膚や毛髪の色素欠損、虹彩色素異常、難聴を 3 主徴とするワーデンブルグ症候群と呼ばれる遺伝性疾患となります。MITF は、リン酸化を受けると、MITF 転写活性が亢進されることが知られています。「 キサントフモール類 」と「 イソフムロン類 」は、MITF 自体の数を増やして、メラニン色素を増やし、白髪を防止するのです。

X　キサントフモールの抗ウイルス作用

　研究報告の数は多くは有りませんが、キサントフモールに抗ウイルス作用が有るという、報告が有ります。一つは、中国の研究者によるエイズウイルス HIV-1 に対する増殖阻害作用です。その阻害機構については未だ不明ですが、HIV-1 ウイルスの逆転写酵素への阻害作用やウイルスの免疫細胞への侵入経路の阻害ではなく、侵入後のあるプロセスに効いていると予想されています。もし、将来、エイズウイルス HIV-1 に対するキサントフモールの詳細な増殖阻害作用のしくみが明らかになれば、HIV-1 へ対する医薬品の研究開発に、重要なヒントを与える可能性が有ります。

　もう一つ別の報告（特許申請書）では、キサントフモールは、B 型及び C 型肝炎ウイルスに有効であるとの記載が有ります。それらの作用機序についても、更なる研究が待たれています。

XI　キサントフモールの筋肉老化防止作用

　8- プレニルナリンゲニンの筋肉萎縮への抑制作用について、2012 年 10 月 20 日付けの米オンライン科学誌プロスアンに、徳島大学・寺尾純二教授 (食品機能学)のグループが発表しました。モデルマウスを用いた実験で、「筋タンパク分解酵素の作用を阻害する物質を発見し、その物質はプレニルフラ

ボノイドの 8- プレニルナリンゲニンであると発表しました。即ち、「8- プレニルナリンゲニンは、寝たきりの原因となる筋肉の萎縮・老化を抑える」との研究結果なのです。この有効物質は、ホップに少量含まれるキサントフモールですが、大部分のキサントフモールはビール醸造中に環化して、イソキサントフモールになり、更にマウスやヒト肝臓の P450 酵素や腸内細菌叢の作用で 8- プレニルナリンゲニンへ変換されると考えられています。尚、8- プレニルナリンゲニンは、エストロゲン（女性ホルモン）様活性を有する物質としても知られています。

　但し、この効果を得る為には、毎日 83 リットル以上のビールを飲む必要が有り、現実には無理な量です。従って、高濃度の 8- プレニルナリンゲニンが必要であり、実用化するには将来の研究が重要となります。

XII　キサントフモールの薬理作用のまとめ

　ホップのもう一つの成分キサントフモールは、最初フムロンと同様に、骨吸収阻害物質として分離・精製されましたが、その阻害作用の強さは、フムロンの 1000 分の 1 であり、キサントフモールへの関心は減少してしまいました。ところが、両成分フムロンとキサントフモールの HL60 細胞へのアポトーシス誘導活性には大きな差があり、高濃度のキサントフモールは、逆に「DNA 断片化を阻害する」事が判明しました。キサントフモールは、何らかのメカニズム（おそらく、シグナル・トランスダクション；即ち情報伝達のしくみ）に干渉する事により、カスパーゼ（DNA 切断の実行に関与する酵素群）を阻害していると推定されます。

　キサントフモールの薬理作用と核転写因子との相互関係について、病気別にまとめると、以下のようになります。

　① 骨粗鬆症に有効：骨吸収阻害作用や女性ホルモン様作用を有する。
　② 抗炎症作用：核転写因子 NF-κB への阻害作用を有する。

③ ガン予防・治療：抗変異原活性、細胞周期における G2/M 拘束による細胞増殖阻害作用、ガン細胞へのアポトーシス死の誘導作用を有する。

④ アルツハイマー病に有効：核転写因子 Nrf2-ARE 経路を介した抗酸化作用、及び神経細胞増殖因子 NGF の誘導作用を有する。

⑤ 白髪防止：核転写因子 MITF への作用を有する。

⑥ 抗 HIV・抗肝炎ウイルス：抗ウイルス作用を有する。

⑦ 筋肉老化防止作用：体内に取り込まれたキサントフモールは、肝臓の酵素の作用で 8- プレニルナリンゲニンに変換され、これが有効成分である。

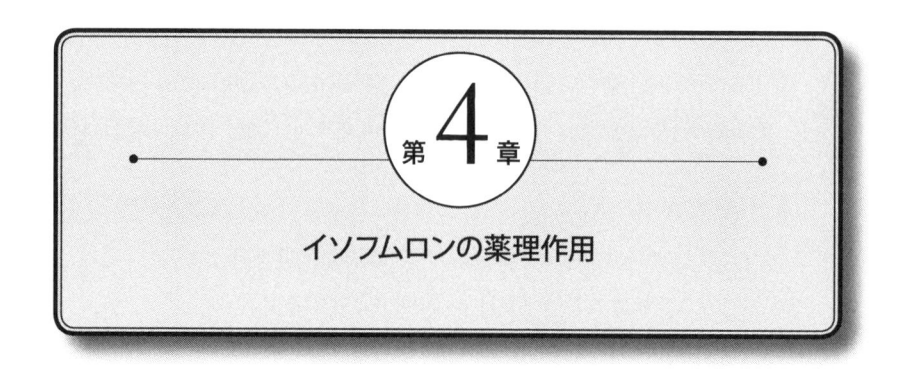

第4章
イソフムロンの薬理作用

前述のように、筆者らは、これらホップ抽出成分の薬理学的作用について20年以上に亘って研究してきましたが、2010年にイソフムロンがブタ脳細胞保護作用を有する事を発見しました。即ち、イソフムロンがブタ脳細胞DNAの分解を、濃度依存的・時間依存的に阻害しました。

この章では、このイソフムロンの作用機序について考察するものです。更に、これを踏まえて、アルツハイマー病や脳虚血―再灌流障害への展開を目指すものです。

Ⅰ　イソフムロンの標的細胞は脳のどの細胞か

脳の細胞には、ニューロン（神経細胞）以外に、ミクログリア細胞、アストロサイト（星状細胞）、オリゴデンドロサイトが存在しており、これらの細胞が協力して脳の機能を果たしていると考えられています。我々の実験では、ブタ脳全体を用いている為、イソフムロンの標的細胞は不明です。但し、2010年の「イノベーション・ジャパン2010（東京国際フォーラム）」でのポスター発表や論文に記載したように、イソフムロンは脳細胞保護作用を示す親電子物質NEPP11と共通するcyclopentenone（シクロペンテノン）構造を有し、共に核内転写因子Nrf2を介した作用により、脳細胞を保護すると考えています。又、最近の論文で、NEPP11はグリア細胞ではなく神経細胞に作用する事が報告されています。一方、イソフムロンの標的細胞は、

神経細胞及びグリア細胞である可能性が高いと考えています。

　又、NEPP11 は Mitogen-activated Protein Kinase Kinase 4 (MKK4) を阻害することにより神経細胞のアポトーシス死を抑制し、更に、Nerve Growth Factor(NGF) 活性を有すると言う報告も有ります。イソフムロンについては、今までのところ、これらの活性についての報告は有りません。

II　イソフムロンの脳細胞 DNA の分解阻害は、アポトーシス阻害、或いはネクローシス阻害によるものか

　アポトーシスは「プログラム細胞死」とも言われ、細胞の DNA 上にアポトーシス誘導のプログラムが遺伝情報として記述されています。一方、ネクローシスは細胞の「事故死」と言われ、怪我や火傷等の偶然の要因で細胞が死ぬと言われています。以前、白血病培養細胞 HL60 を用い、フムロン及びイソフムロンを作用させた我々の実験で、フムロンはアポトーシスを誘導して、細胞死と特有のラダー（階段）状 DNA 断片（〜 180bp の整数倍）を示しましたが、イソフムロンは誘導しませんでした（p.80 図表 19 及び 20）。従って、フムロンとイソフムロンの構造活性相関から、アポトーシスを誘導する為には 6 員環構造が必須である事になります。

　我々の実験では、ネクローシス阻害剤（IM54 及びネクロスタチン）は、ブタ脳細胞 DNA の分解阻害には何の効果も示しませんでした。従って、イソフムロンは、ネクローシス阻害剤 IM54 及びネクロスタチンの影響を受けない経路への作用機序を有している可能性が有ります。

　又、最近の考えによれば、神経細胞は他の細胞とは異なり、アポトーシスとネクローシスの現象には明確な差は無く、両者は連続した一連の現象であるとの認識が広まっています。前述したように、アポトーシス経路には 2 つあり、デス・リガンド（death ligand）等の外来性要因による経路（extrinsic pathway）と、ミトコンドリアの機能障害等の内在性要因による経路（intrinsic pathway）です。後者の経路では、ミトコンドリア内の

Ca^{2+} イオンの低下と膜電位の低下が共役して起こるとアポトーシスとなり、Ca^{2+} イオンの上昇と膜電位の低下が脱共役するとネクローシスが起こると考えられています。従って、ミトコンドリアの膜構造・膜機能の変化がアポトーシスとネクローシスを連鎖して引き起こすと考えられるようになってきました。又、前述したようにプログラムされたネクローシスとして、「ネクロプトーシス」という造語も最近使われています。

Ⅲ　イソフムロンとシグナル伝達機構

　前述のように、キリンの特許、及び佐藤等の論文によれば、イソフムロンや NEPP11 は、核転写因子 Nrf2 を活性化して ARE に結合させ、Phase Ⅱ（第2相）酵素群（ヘムオキシゲナーゼ -1;OH-1 等）を誘導し、活性酸素（ROS）を消去して細胞を保護すると述べています。

　人間の口から或いは直接血管から体内に入った薬は、細胞や酵素の作用を受けて（これを「代謝」という）、その構造を変えながら最終的に体外に排出されます。この薬の代謝を3段階に分けて考えると分かりやすいので、細胞に入る前に受ける代謝を第1相、細胞の中で受ける代謝を第2相、細胞の外で受ける代謝を第3相と言います。細胞内に存在する酵素群を、第2相酵素群と呼んでいます。前述したヘムオキシゲナーゼ -1 という酵素は、第2相酵素群に属する一つの酵素なのです。

　従って、次の経路①が成り立ちます。

　　　　　　　　活性化　　結合　　誘導　　　　　消去　安定化
経路①：イソフムロン ⇒ Nrf2 ⇒ ARE ⇒ 第2相酵素群 ⇒ ROS ⇒ 細胞及びミトコンドリア機能の安定化 ⇒ アポトーシス（ネクローシス）を阻害

　即ち、イソフムロンが核転写因子 Nrf2-ARE を介して、アポトーシス（ネクローシス）を阻害するという経路です。

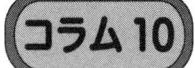

核転写因子 Nrf2

　Nrf2 は、動物細胞 DNA に存在するエンハンサー配列の一つである ARE（Antioxidant-responsive element）に結合する転写因子の一つです。Nrf2 は通常 Keap1 タンパクに結合しており、プロテアソームにより分解、除去されます。しかし、Keap1 の 151 番目のシステインと親電子性物質（例えばイソフムロン等）が結合すると Nrf2-Keap1 間の結合が切れて Nrf2 は分解経路を逃れ、核内へ移行し、ARE に結合します。これにより第 2 相酵素群（親電子性物質を細胞から排除する酵素群）を誘導し、酸化ストレスに対しての耐性を獲得する事になります。

　最近、Niture 等の報告によれば、Nrf-2 の活性化は、ミトコンドリアの Bcl-2 を活性化してアポトーシスを阻害すると述べています。

　従って、次の経路②が成り立ちます。

　　　　　　　　　　活性化　　　活性化　保護

経路②：イソフムロン ⇒ Nrf-2 ⇒ Bcl-2 ⇒ ミトコンドリア VDAC ⇒
　　　　アポトーシス（ネクローシス）を阻害

　即ち、イソフムロンが、核転写因子 Nrf-2 及びミトコンドリア Bcl-2 の活性化を介して、アポトーシス（ネクローシス）を阻害するという経路です。

　従って、イソフムロンは、上記の何れもミトコンドリアが関与する経路①或いは②、又は両方の経路により、ブタ脳細胞のアポトーシス（ネクローシス）を阻害するものと推定されるのです。

　台湾の研究グループによる培養白血病細胞 HL60 を用いた実験で、フムロン処理により、Bcl-2 タンパク量は殆ど変化しないが、Bax タンパク（アポトーシスを誘導するタンパク）量が著しく増加し、アポトーシスが誘導されました。Bax は二量体化し、電位依存性陰イオンチャンネル（VDAC）に影響を与えて、「ミトコンドリア膜電位を崩壊させて、アポトーシスを誘導した」と考えられます。従って、フムロンは、ミトコンドリアの膜電位のバランスを崩して、アポトーシスを引き起こした事になります。

　我々の実験でも、HL60 細胞はフムロンによってアポトーシスを誘導しました。しかし、イソフムロンでは誘導されませんでした。

　神経細胞へのアポトーシス誘導メカニズムについては、不明な点が多く、神経細胞では、重要な役割を果たしているアポトーシス誘導因子が他に存在する可能性があると考えられています。

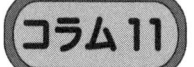

死に対抗するタンパク質 Bcl-2

　B-cell CLL/lymphoma 2 (Bcl-2) はミトコンドリアに存在し、細胞が
アポトーシスにより死滅するのを防ぐ働きをするタンパク質です。言わ
ばアポトーシスに対して、ブレーキをかける役割です。一方、Bax と呼
ばれるタンパク質は、逆にアポトーシスを誘導するアクセルの役割をし
ます。Bcl-2 と Bax との量比により、アポトーシスの抑制か、誘導かが
決まる訳です。Bcl-2 と Bax とは、同じ Bcl-2 ファミリータンパク質に
属します。Bcl-2 ファミリータンパク質の量や活性は様々なシグナルに
よって調節されています。シグナル伝達系における Bcl-2 ファミリーの
位置は、上流の細胞の生死を決定するシグナルと、恒常的に存在する下
流の因子である Apaf-1、Caspase-9、下位カスパーゼ（DNA 分解酵素）
といった基幹部分とを、結びつける役割を果たしていると言えます。下
流の因子である Apaf-1、Caspase-9、下位カスパーゼといった基幹と
なる因子が、だいたいどこでもいつでもあるのに対して、個別の Bcl-2
ファミリータンパク質の量や活性を調節する因子はそれぞれ異なってお
り、この多様性ゆえに生命は細胞の生死を肌理（きめ）細かく調節する
ことができるのです。

IV　アミロイド β の神経細胞内の標的小器官は何か

　前述のように、神経細胞のアポトーシスも、ネクローシスも、それらを引き起こす内在的要因は、細胞内小器官ミトコンドリアの品質、即ち膜構造・膜機能の劣化と考えられています。神経細胞は、電気パルスの発生・伝達等に必要な莫大な ATP を生産しており、それに見合う酸素を必要としています。その為、酸素の燃えカス Reactive Oxygen Species（ROS;反応性酸素種、即ち活性酸素4種；スーパーオキシドアニオンラジカル［・O^2］、ヒドロキシルラジカル［・OH］、一重項酸素［$^1O_2$］、過酸化水素［H_2O_2］）がミトコンドリア内に蓄積されます。その結果、神経細胞のミトコンドリアは酸化ストレス受けて品質が劣化し易く、劣化が進めば益々脳細胞が死滅（アポトーシスやネクローシス）するのです。更に、死細胞自身が ROS を撒き散らすと言われており、「死のスパイラル」へ落ち込んでいく事になります。

V　イソフムロンのアルツハイマー病予防・治療への展開の可能性

　アルツハイマー病の原因は、タウ (τ) タンパクやアミロイド β タンパク質の細胞の内外での蓄積による、神経細胞の大量死滅と言われています。毒性のあるオリゴマー・アミロイド β の標的分子は、ミトコンドリア・マトリックスに存在するアミロイド β 結合性アルコール・デヒドロゲナーゼ（脱水素酵素）と考える研究者もいます。この酵素の機能が阻害されると、ミトコンドリアの品質が劣化して機能を失い、大量の ROS を発生し、神経細胞が死滅するという考えです。従って、ミトコンドリアの機能を維持出来れば、アルツハイマー病の予防・治療に繋がるのです。

　キリンの矢島等の報告によると、「イソフムロンは、核内受容体 Peroxisome Proliferator-Activated Receptor（PPAR；ペルオキシソーム増殖剤応答性受容体）α 及び γ へのアゴニストとして作用し、RXR(retinoid

X receptor) と結合して活性化された PPAR α/γ は転写因子として DNA に結合します（図表 47 を参照）。そして、遺伝子発現のスイッチが入り、RNA が合成され、その RNA の持つ情報により、目的のタンパク質が作られます。その結果、糖代謝・脂肪代謝を改善して抗糖尿病作用を有する」と述べています。

図表 47：イソフムロンの核受容体 PPARα/γ へのアゴニストとしての作用

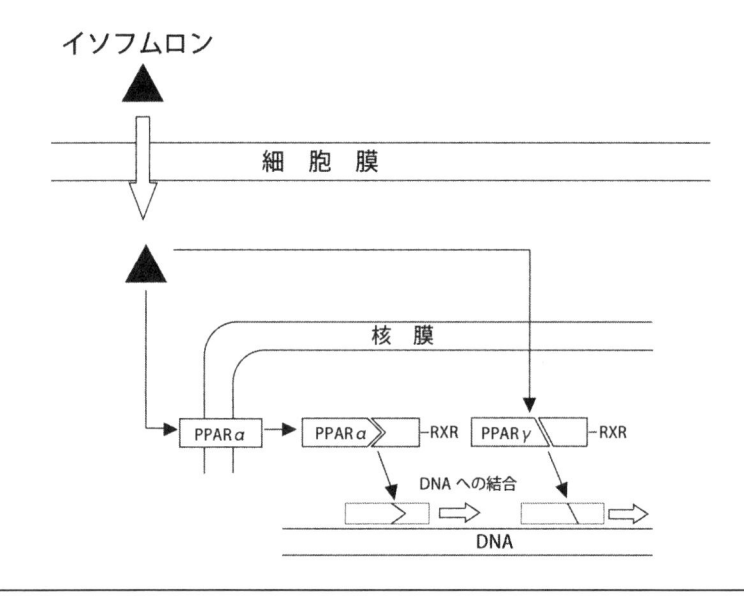

又、イソフムロンとイソコフムロンは、PPARα 及び γ へのアゴニストとして作用し、イソアドフムロンは PPARγ のみを活性化すると報告しています。更に、メタプロテオミクス・トリップ等の特許では「イソフムロンは神経細胞の PPARα/γ 受容体アゴニストとして作用し、イソフムロンの PPARγ への結合力は、強力なアゴニストであるピオグリタゾン (pioglitazone) の 1/3 ～ 1/4 である」と記載されているのです。又、「PPARγ のアゴニストは、アミロイド β をクリアランス（排出除去）して、或いはその抗炎症作用により神経細胞やグリア細胞を保護し、更にミトコンドリアの品質を維持・改善する事により、アルツハイマー病への治療効果が期待できる」と記載されています。

従って、イソフムロンは PPARγ のアゴニストとして作用し、糖尿病に限らず、アルツハイマー病にも有効である可能性が示唆されています。まとめると、次の経路③が成り立ちます（イソフムロンの抗炎症作用については、含めず）。

　　　　　　　　　　アゴニスト　　　　　　　活性化
経路③：イソフムロン ⇒ PPARα/γ 受容体 ⇒ アミロイド β をクリアランス
（除去）⇒　神経細胞ミトコンドリアの安定化（シトクロム c の遊離
阻害、カスパーゼ誘導阻害）⇒ 神経細胞死の回避

PPAR は、核内受容体のグループに属し、転写因子としても機能します。PPAR には、α、β/δ、γ の 3 種のサブタイプが存在し、それぞれの機能を果たしています。α 型は肝臓、腎臓、腸管等に、γ 型には更に γ1、γ2、γ3 があり、主に脂肪組織や脳細胞に存在しています。従って、イソフムロンが神経細胞内で PPARα/γ 受容体アゴニストとして作用し、毒性の有るオリゴマー・アミロイド β を排除し、ミトコンドリア内の Ca^{2+} イオン濃度を安定化させて、神経細胞のアポトーシス（ネクローシス）死を防ぎ、アル

ツハイマー病の発症を抑える事が期待されているのです。

VI　イソフムロンの薬理作用のまとめ

前記の I ～ V に述べた事をまとめると、以下の 1 ～ 5 のようになります。

1．フムロンは HL60 細胞にアポトーシスを誘導し、一方、構造異性体の
　　イソフムロンは誘導しなかった。イソフムロンは HL60 細胞に対して増
　　殖促進も細胞毒作用も示しません。又、文献調査でも、動物細胞に対す
　　る増殖促進、或いは細胞毒作用に関する報告は無し。

2．イソフムロンが、ブタ脳細胞の DNA の分解を、濃度依存的・時間依
　　存的に阻害した。

3．イソフムロンは、神経細胞に限らず、グリア細胞等にも作用している
　　（キリングループの報告）。

4．イソフムロンは、ブタ脳細胞の核転写因子 Nrf2 を活性化して、HO-1
　　酵素等を誘導し、活性酸素（ROS）を処理する経路①、或いはミトコン
　　ドリア Bcl-2 の活性化を介する経路②により、アポトーシス（ネクロー
　　シス）死を阻害している可能性がある。

5．イソフムロンは、神経細胞内で核内受容体 PPAR α / γ のアゴニスト
　　として作用し、毒性の有るオリゴマー・アミロイド β を除去して、ミ
　　トコンドリア内のアミロイド β 結合性アルコール・脱水素酵素を保護
　　し、ミコンドリアの機能を安定化させて神経細胞のアポトーシス（ネク
　　ローシス）死を防ぐ可能性がある（経路③）。

前記の、イソフムロンの脳細胞保護の作用機序経路①、②、③の関係を、
次の図表 48 に示します。

図表 48：イソフムロンの細胞死抑制のメカニズム（経路①〜③）

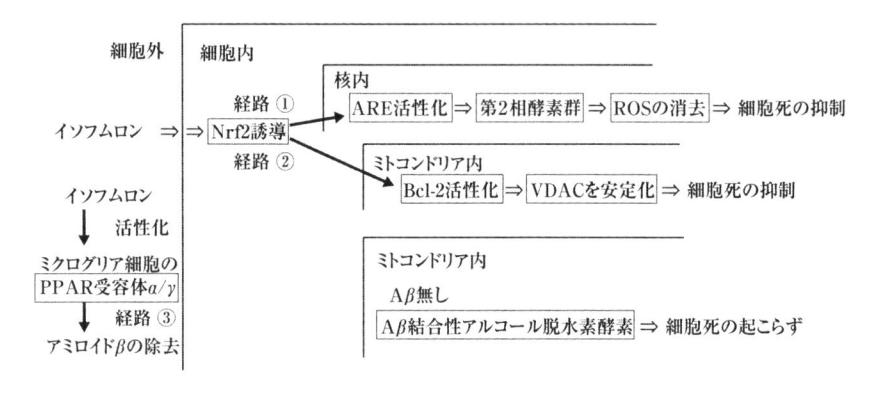

経路 ①:Nrf2-ARE シグナル伝達系
経路 ②:Nrf2-Bcl2 シグナル伝達系
経路 ③:PPARα/γシグナル伝達系

　即ち、イソフムロンは、核転写因子 Nrf2 や核内受容体 PPARα/γ への活性化を介して、脳細胞のミトコンドリアの機能を安定化させ、脳細胞のアポトーシス（ネクローシス）死を防ぐ可能性が示唆されています。又、PPARγ アゴニストは、脳細胞内のアミロイド β を直接排出・除去するという作用が報告されています。尚、PPARγ のアゴニスト・ロシグリタゾン（rosiglitazone）は、脳における抗炎症作用が期待され、アルツハイマー治療薬として現在、日・米で臨床試験中です。アルツハイマー病の発症には、ミクログリア細胞が関与する炎症作用が関係すると言われており、抗炎症は有効な治療法の一つです。

　イソフムロンの２つの作用、即ち、ミトコンドリアへの安定化作用によるアポトーシス回避、及びアミロイド β を排出・除去する作用は、アルツハイマー病の予防・治療に繋がるものです。

　又、最近の実験データから得られたイソフムロンの作用をまとめると、以下①〜③の３つになります。認知症の予防・治療薬として期待される作用なのです。

①　神経細胞保護作用（ブタ、ウシ脳で確認）
　　神経突起誘導作用（ウシ脳で確認）
②　脳の容積増加、神経線維の増強（ヒトへ経口投与後、fMRI 測定で確認）（理研、京大、東大の報告）
③　脳のミクログリア細胞を活性化し、アミロイド β を除去し、抗炎症作用を示す。（キリングループの 2015 年の特許データ及び 2017 年の発表論文）

第**5**章

他のホップ成分の薬理作用

Ⅰ　ガルシニエリプトン HC の γ セクレターゼ阻害作用

　京大とサッポロビール（株）の共同研究チームは、2014 年に「ホップ成分にアルツハイマー病の発症を抑える物質を見出した」と報告しました。この物質はガルシニエリプトン HC（Garcinielliptone HC）という物質で、認知症の原因物質とされるアミロイド β の生成に関与する γ セクレターゼという酵素（アミロイド β の切出しの最終段階を担う酵素）への、阻害作用を有していました。アルツハイマー病のモデルマウスにこの物質を含む飲料水（2g/L）を与え、Morris の水迷路（空間学習の効果を測定する装置）の行動実験を用いて、モデルマウスの認知症の発症が遅れる事を確認しました。更に、アミロイド β の脳内での沈着量も有意に減少しました。従って、この物質はアミロイド β の生成を抑制し、認知症を予防・治療できる可能性があるのです。

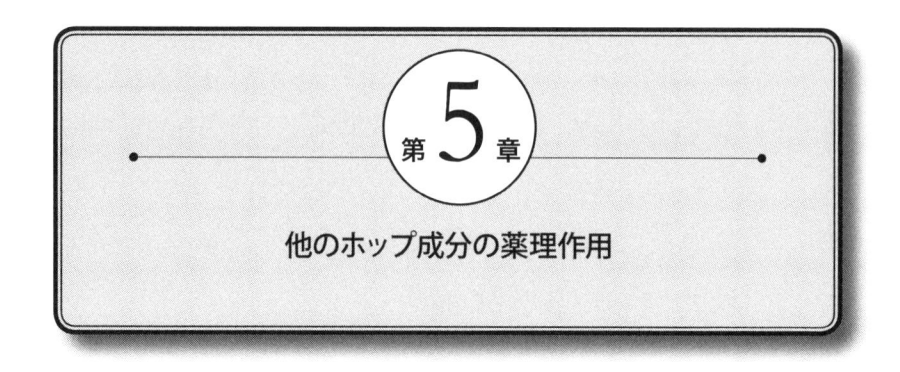

Garcinielliptone HC の構造式

　サッポロビール（株）が研究開発中のホップ成分ガルシニエリプトン HC は、直接神経細胞を保護する作用は無く、又、ホップにおける含有量はかなり少ないので、ビールには殆ど含まれていないとの事です。尚、γ セクレターゼ阻害剤の研究は現在世界中で行われていますが、その阻害剤が γ セクレターゼを阻害する事により、アミロイド β 以外のタンパク質（ヒトの発生・分化に深く関与する Notch タンパク質等）の生成にも影響する場合があり（免疫異常等の副作用を起こす可能性）、注意を要します。

　イソフムロンとガルシニエリプトン HC との作用機序を比較すると、イソフムロンは神経細胞等の脳細胞に作用しますが、一方、ガルシニエリプトン HC は酵素タンパクに作用する点が大きく異なるのです。

図表 49：アミロイド β の構造

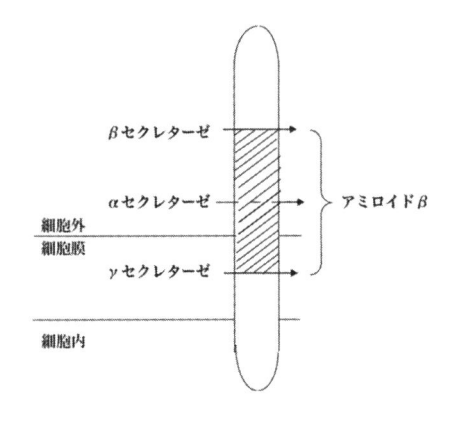

II　ホップに含まれるフラボノールの花粉症症状を軽減する作用

　2006 年 6 月にサッポロビール（株）は、「ホップ抽出物に含まれるポリフェノールの一種であるホップフラボノールに、花粉症を軽減する効果があることを突き止めた」と発表しました。

III　ホップに含まれるアルコールの薬理作用

　ホップには、2-メチル-3-ブテン-2-オールや、ホップ成分ミルセンが酸化されて出来るミルセノールというアルコールが含まれています。最近の文献によれば、これらのアルコールは GABA（gamma aminobutyric acid；γ アミノ酪酸）受容体に結合し、鎮静作用や睡眠導入作用を及ぼすと考えられています。又、GABA 受容体と記憶力との関連が注目されており、認知症に対する新たな治療法として GABA 作動薬が期待されています。GABA は主に抑制性の神経伝達物質として機能しており、作動薬によって、過剰な抑制を調整しようとするものです。ホップ由来のこれらのアルコールも GABA 受容体に結合するので、その構造を改変すれば、作動薬として記憶力に良い影響を及ぼす可能性が有ります。

　最近、理化学研究所の研究者は、マウスを用いた GABA 抑制異常促進（強すぎる GABA 抑制）と記憶障害との関連の研究において、「GABA 抑制の阻害により、記憶障害が改善される」との結果を報告しています。この結果に従えば、神経ネットワークの異常（強すぎる GABA 抑制）を調整すると、記憶傷害を改善できるという可能性を示唆しています。ホップ成分に、この異常を調整する作用が期待できるのです。

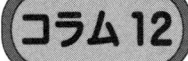

GABA 受容体

　GABA は γ アミノ酪酸（gamma aminobutyric acid）の略であり、主に抑制性の神経伝達物質として機能しています。脊椎動物の中枢神経系では、主に海馬（記憶の中枢と言われる部分）、小脳、脊髄等に存在し、又、節足動物、甲殻類でも神経伝達物質として用いられています。GABA は脳内でグルタミン酸の α 位のカルボキシル基が酵素反応により除かれて生成されます。又、脳血管関門を通過出来ない物質であり、体外から加えてもそれが神経伝達物質として用いられる事はありません。

　この GABA と結合するタンパク質が、GABA 受容体であり、3 つのサブタイプ GABAA、GABAB、GABAC 受容体が存在します。GABA 受容体はイオンチャネル型受容体であり、GABA が GABA 受容体に結合すると Cl（塩素）イオンの透過性が増大します。その結果、Cl イオンの流入によって膜電位が増大して、活動電位が生じにくくなり、Ca（カルシウム）イオンチャネルが開きにくくなって、興奮が伝わらなくなります。従って、神経伝達物質の放出が抑制され、シナプス前抑制をもたらす事になります。GABA 受容体へのアゴニスト或いは GABA の量を増加させる薬は、主として鎮静、抗痙攣、抗不安作用を有しています。

Ⅳ　ビールの放射能防護作用

　放射能は波長の短い電磁波の一種で、その強烈なエネルギーを利用してガン細胞の遺伝子を破壊し、ガン細胞へアポトーシスを誘導する事が可能なのです。しかし、同時に我々の正常細胞にも活性酸素を発生させ、その作用により色々な副作用を生じます。そこで、放射線によるガン治療における副作用を軽減する薬剤として、放射線防護薬剤が開発されて来たのですが、未だ実用化には至っていないようです。

　2005年8月に、ビールに含まれる麦芽成分が、放射能防護作用を有することが発表されました。放射線医学総合研究所粒子線治療生物研究グループは、東京理科大学薬学部放射線生命科学の研究チームと共同で、「ビール成分」が放射線を防護する効果があることをヒトの血液細胞やマウスを用いた実験で明らかにしました。同研究グループは、広島・長崎の原爆やチェルノブイリ原発事故被害者の中に、アルコール飲料で放射線障害が低減されたという話がある事をきっかけにして研究を展開し、「アルコール」そのものに放射線を防護する効果があることはすでに同研究グループによって報告されています。更に今回、ビールに溶けこんでいる麦芽の甘味成分などに放射線により生じる染色体異常を最大で34％も減少させる効果があることをつきとめたのです。ビール中のアルコール分（エタノール）に加え、ビールに溶けこんでいる麦芽の「シュードウリジン」という成分にも放射線防護効果があり、放射線被ばくの前にビールを飲むと、放射線による障害から防護されることを示したのです。「シュードウリジン」は、我々の細胞にある核酸の塩基という物質の一つです。今後、同研究グループは、さらに放射線防護成分の探査を行うとともに放射線を浴びた後の防護効果の確認、血液以外の臓器細胞に対する効果、作用のメカニズムの解明などに研究を発展させていく、と報告しています。

　同研究グループは、エタノール、メタノール、グリセロールなどのアルコ

ール類に放射線防護効果があることが以前から知られていることや、飲酒により放射線障害が軽減されたなどの体験談から、アルコール飲料の放射線防護効果に着目したのです。数多くあるアルコール飲料の中でもビールを選択したのは、入手し易く、アルコール濃度がそれほど高くない(比較的飲みやすい)などの理由によります。2001年には、ビールを摂取したヒトの血液細胞を採取し、放射線を照射してダメージを調べる方法でビールによる放射線防護効果を確認しましたが、ビール中のどの成分が放射線防護効果をもたらすのかは、調べ切れていなかったのです。今回、放射線防護効果を確認した結果、ビールに微量（約5mg／リットル）含まれている核酸成分のシュードウリジンが、アルコールと相加もしくは相乗的に作用していることが推察できたのです。その他の麦芽成分であるメラトニン、グリシンメタインにも、同様の防護効果が有るとのことです。

　元々は、放射線療法に際して、ガン細胞周辺の正常組織を防護する薬剤として考えられてきた放射線防護薬ですが、原子力施設の事故での救護隊員や除洗作業員の防護に、この薬剤を使用できる可能性が有るのです。将来の研究に期待する所以です。

ま と め

　ホップ成分（フムロン、イソフムロン、キサントフモール等）が、人間に対して多種多様な薬理作用を有しているのは、驚くばかりです。これは逆に、60兆個の細胞からなる人間の体を統合・組織化する為には、精緻な情報伝達・情報処理のしくみが必要である事を示唆しております。

　一般的に遅い情報伝達には低分子の有機化合物を（但し、脳内・シナプスでの神経伝達物質の動きは速い）、速い情報伝達の場合は、電気信号を使います。

　又、情報を運ぶ低分子有機化合物（「リガンド」と言う）と、それと結合して情報を受け取る「受容体」には、鍵と鍵穴の関係があり、両者の凹凸の構造がマッチしないと、情報を伝達する事が出来ません。従って、両者の立体構造が非常に重要な訳です。酵素と基質・補酵素との関係に於いても、鍵穴と鍵との関係にあり、お互いの立体構造が重要なのです。

　従って、本来人間が用いている「リガンド」に似た三次元・立体構造を有する化学物質を作り、体内や細胞内へ送り込めば、病気の治療や予防に使う事が可能なのです。即ち、ホップ成分の構造が、幸運にも、人間の作り出す情報分子（前出のリガンド）の構造と、三次元構造において良く似ているのです。ホップ成分の構造を土台にして、コンピューターの助けを借り、医薬品をパソコン上でデザインする事も可能です。フムロンとイソフムロンの研究は、ガン及びアルツハイマー病の発症メカニズムを明らかにすると共に、ガンやアルツハイマー病の予防・治療薬の開発に、大きなヒントを与える可能性の有る研究なのです。

　ヒトが用いている核転写因子は、現在48種類あるとされ、遺伝子への「スイッチ」や遺伝子発現の「強弱の調節」の役割を果たしています。ホップ成分の多様な薬理作用は、ホップ成分が、色々な核転写因子と相互作用する結果と考えられます。ホップ成分の核転写因子への作用について、筆者及び他

の研究者の実験結果を含め、以下の図表 50 にまとめました。

図表 50：ホップ成分の核転写因子への作用

核転写因子	効果	成分名	薬理作用
NF-κB	阻害	フムロン	抗炎症 骨吸収阻害 血管新生阻害
			アポトーシス誘導
		キトサンフモール	抗炎症 骨吸収阻害
			アポトーシス誘導
			抗炎症 抗糖尿・抗肥満 抗糖化
PPAR	活性化	イソフムロン	脳細胞保護作用
Nrf2	活性化	イソフムロン	抗酸化ストレス 脳細胞保護作用
		キトサンフモール	抗酸化ストレス 脳細胞保護作用
MITF	活性化	イソフムロン	メラニン色素合成促進
		キトサンフモール	（白髪防止）

　又、上に示した図表 50 について、ホップ成分と核転写因子との関係を図示すると、以下の図表 51 のようになります。

図表 51：ホップ成分の多様な薬理作用のまとめ

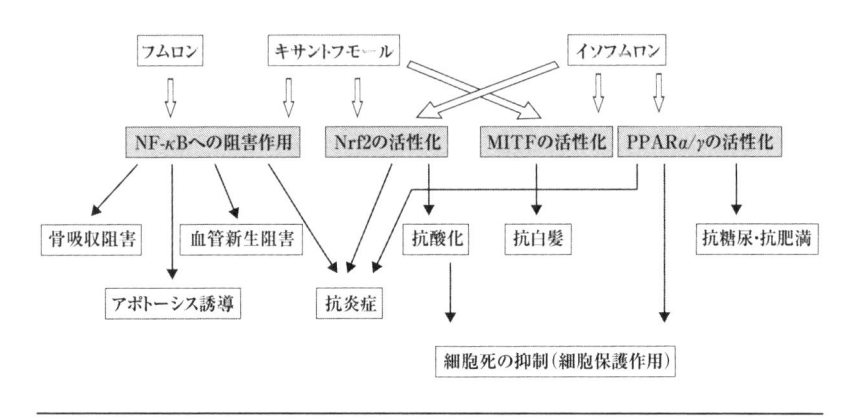

イソフムロンのマウス、大型哺乳類（ブタ、ウシ）及びヒトに対する作用の実験データをまとめると、アルツハイマー病への予防・治療薬として期待される理由①〜④が明らかとなりました。

① 神経細胞保護作用（ブタ、ウシ脳で確認）
② 神経突起誘導作用（ウシ脳で確認）
③ ヒト脳の容積増加、神経線維の増強：ヒトへ経口投与後、fMRI 測定で確認。（理研、京大、東大の報告）
④ マウス脳のミクログリア細胞を活性化し、アルツハイマー病原因物質と考えられるアミロイド β タンパクを排出・除去する。（キリングループの報告）

更に最近、キリングループの発表によれば「イソフムロンはリン酸化され

たタウタンパクを減少させる効果を有する」と述べています。

　イソフムロンのアルツハイマー病への多様な薬理作用のメカニズムについては、イソフムロンは、「核転写因子 PPARγ へのアゴニスト」として、以下の5つの作用を有していると考えられています。

　　① 神経細胞保護作用
　　② 樹状突起誘導作用
　　③ ミトコンドリア安定化作用
　　④ 抗炎症作用
　　⑤ 抗糖尿・抗肥満作用

　前述したように、PPARγ は Peroxisome Proliferator-Activated Receptor の略であり、アゴニストとは作動薬の意味です。

　又、2015年のキリンの特許データや、2017年のキリングループの発表論文によれば「イソフムロンは、脳のミクログリア細胞を活性化し、アミロイド β を除去する」と述べています。これは新しいデータであり、アルツハイマー病の予防に繋がる重要な知見です。

　ホップはプレニル基を有する多くの有機化合物を含み、これらの物質が複数の核転写因子や酵素等と相互作用する事により、多様な薬理作用を生み出しています。この相互作用を詳細に解析・研究すれば、ガン、メタボ病、アルツハイマー病の創薬に重要な情報を得る事が出来ると考えられます。

　イソフムロンの薬理作用の全体像については、未だ不明なところも多く、全体像の解明には未だ多くの時間が必要と思われます。特に、イソフムロン類縁化合物の、リン酸化酵素（キナーゼ）や脱リン酸化酵素（フォスファタ

ーゼ）との複雑な相互作用の解明が、重要になってくると推測されます。

　一方イソフムロンの、人間のアルツハイマー病への有効性（予防・治療効果）については、現在研究が進められており、大いに期待が持たれています。

おわりに

　ガンとアルツハイマー病はコインの裏表、或いはシーソーの関係にあり、ガン患者はアルツハイマー病にはなりにくく、一方、アルツハイマー病患者はガンになりにくい傾向が有ります。これらの2つの病気には、「アポトーシス」という生物の持つしくみが深く関わっていると考えられています。更に興味深いのは、ホップ成分フムロンはガン細胞にアポトーシスを誘導して、ガン細胞に細胞死を齎しますが、アルツハイマー病には効果が有りません。フムロンはビール醸造中に構造が変化し（異性化という）、異性体のイソフムロンに変化します。このイソフムロンはアポトーシスを誘導せず、ガン細胞には無効ですが、神経細胞が死なないようにする細胞保護作用を持っているのです。ガンに効くフムロンが、アルツハイマー病に効くイソフムロンに、簡単に（例えば、ビール醸造工程中の加熱処理により）変化するのです。これも不思議な事です。

　フムロンとイソフムロンの構造を比較すると、平面的には6角形から5角形への変化ですが、立体的・三次元的な構造の変化の差はかなり大きく、これら2つの構造の差（5角形への変化と立体構造の変化によって生ずる構造の差）がアポトーシスへの作用の差となっていると推定されます。アポトーシスに対する、フムロン・イソフムロンの「構造・活性相関」（フムロン・イソフムロンの構造と、アポトーシス誘導或いは阻害活性との関係）の研究が進めば、ガン及びアルツハイマー病への予防薬・治療薬の研究開発に、重要な情報を与えるものと期待しております。

　この本は、生物学・医学好きの高校生・大学生・一般社会人の方向けに書いた本ですが、かなり専門用語・表現が多くなっ

てしまい、分かりにくいところも多いと思います。そういうところは、恐縮ですがネット検索等で調べて戴ければ、有りがたく存じます。アルツハイマー病に関しては、世界中の研究者・製薬会社の必死の努力にも拘らず、未だに予防薬や根本的治療薬の開発、及び治療方法も確立されておりません。これからは若い世代の方々にも積極的にアルツハイマー病の研究に関与して戴き、単に医療問題だけでは無く、大きな社会問題となっているこの病気を、何とか良い方向に持っていければと考えております。皆様の、特に若い世代の努力に期待しております。

戸部　廣康

参考資料

著者らの研究データを記載した書籍

1）「Beer in health and disease prevention」(edited by Dr. Victor R. Preedy)：
Specific effects of selective beer related components, Hiroyasu Tobe；
70 Biological Activities of Humulone p.695-702, Elsevier Inc. (2009)
2）「ビールは、本当は体にいいんです！」戸部廣康著　角川 SSC 新書（角川マガジンズ；
2013 年）
3）発酵・醸造食品の最前線「第 27 章ビールに含まれるホップの薬理作用について」
戸部廣康（シーエムシー出版；2015 年)

著者らの研究データを発表した学会（1 ～ 2）、論文（3 ～ 14）及び特許（15）

1）「イノベーション・ジャパン 2010- 大学見本市（東京国際フォーラム）」：戸部廣康、
鉢岡愛子　ポスター発表　医療・健康分野 W-72　9 月 29 日（2010 年）
2）Study of the protective action of beer hop isohumulone on swine brain（神戸ポー
トアイランド）：鉢岡愛子、戸部広康　第 33 回日本分子生物学会・第 83 回日本生
化学会大会合同学会　ポスター発表　1P-1128　12 月 7 日 (2010 年)
3）Bone resorption inhibitors from hopextract/ H.Tobe, Y.Muraki, K.Kitamura, O.
Komiyama,Y. Sato, T. Sugioka, H. B. Maruyama, E. Matsuda and M. Nagai; Biosci.
Biotech. Biochem. 61(1), 158-159 (1997)
4）Interference of benadrostin, poly (ADP-ribose) polymerase inhibitor, with
apoptosis of HL-60 induced by 5-azacytidine / Hiroyasu Tobe; Bulletin of Kochi
National College of Technology. No.43, p.103-110 (1999)
5）Suppression of cyclooxygenase-2 gene transcription by humulone of beer
hop extract studied with reference to glucocorticoid/ K.Yamamoto, J.Wang,
S.Yamamoto and H.Tobe; FEBS letters 465, 103-106 (2000)
6）Inhibition of angiogenesis by humulone, a bitter acid from beer hop / M.
Shimamura, T. Hazato, H. Ashino, Y. Yamamoto, E. Iwasaki, H. Tobe, K.
Yamamoto, S. Yamamoto ; Biochemical and Biophysical Research communication.
289(1) p.220-224 (2001)
7）Induction of differentiation of myelogenous leukemia cells by humulone, a bitter in
the hop/ Y.Honnma, H.Tobe, M.Makoto, A.Yokoyama and J.Okabekado; Leukemia
Research 22,605-610 (1998)
8）Apoptosis to HL-60 by humulone/ H.Tobe, M.Kubota, M.Yamaguchi, T.Kocha and
T.Aoyagi;Biosci. Biotech. Biochem. 61(6), 1027-1029 (1997)
9）Apoptosis and cytotoxicity to HL-60 by two bone resorption inhibitors, humulone
and xanthohumol / H. Tobe; Bullutin of Kochi National College of Technology.

No.45, p.39-44 (2000)

10) Apoptosis to HL-60 Cells by Flavonoids / Hiroyasu Tobe; Bullutin of Kochi National College of Technology. No.47, p.55-60 (2002)

11)「生理活性を有するビールホップの成分の研究」戸部広康、石川真理子：高知高専紀要　第51号、p73 ～ 79（2006年）

12)「植物ホップ成分キサントヒュモール（XH）による神経細胞増殖因子（NGF）誘導の機序の研究」戸部広康、秦隆志、石川真理子：高知高専紀要　第54号、p45 ～ 54（2009年）

13) The neuroprotective effect of isohumulone on swine brain cells / H. Tobe and A.Hachioka; Bullutin of Kochi National College of Technology. No.56, p.59-63 (2011)

14)「ブタ脳細胞保護物質イソフムロンの作用機序について―神経細胞の生死とミトコンドリア／核転写因子Nrf2と核内受容体PPAR―」戸部広康、鉢岡愛子：高知高専紀要　第57号、p45 ～ 54（2012年）

15)「骨粗鬆症治療薬」特許第3814309号（P3814309）登録日：平成18年6月9日特許権者：リポプロテイン・テクノロジーズ・インコーポレッド（アメリカ合衆国）発明者：戸部広康、北村和之（ヘキストジャパン株式会社医薬研究開発本部内）

参考書籍

1)「ポピュラー・サイエンス　ビールのうまさをさぐる」キリンビール（株）（裳華房；1990年）

2)「化学：脳の分子論」 64巻、12号 （化学同人;2009年）

3)「アルツハイマー病：治療の可能性を探る」第19回「大学と科学」公開シンポジウム　講演収録集（2005年）

4)「認知症を防ぐスーパー健脳食」 植木彰監修　講談社;2008年

5) NHKテレビテキスト「きょうの健康：9月号」（日本放送出版協会;2009年）

6) NHKスペシャル「認知症を治せ！」 2010.10.31放映（NHK総合）

7) ブルーバックス「脳の老化と病気」 小川紀雄著（講談社;1999年）

8) ブルーバックス「脳の栄養失調」 高田明和著 （講談社;2005）

9) ブルーバックス「脳を活性化する性ホルモン」 鬼頭昭三著 （講談社；2003年）

10) ブルーバックス「脳の健康（第7刷）」 生田哲著 （講談社;2004年）

参考論文（1）

1) http：//www.kirinholdings.co.jp/rd/result/report/report「ビールと健康」；キリンホールディングス（株）

2) Anti-inflammatory activity of xanthohumol involves heme oxygenase–1 induction via NRF2-ARE signaling in microglial BV2 cells / Lee IS et al., Neurochem Int.,58 (2),153-160 (Feb.,2011)

3） http：//www.takara.co.jp/index.htm　宝ホールディングス株式会社ホームページ

4） Xanthohumol decreases Notch1 expression and cell growth by cell cycle arrest and induction of apoptosis in epithelial ovarian cancer cell lines / Drenzek JG et al., Gynecol Oncol.,122(2), 396-401 (Aug.,2011)

5） Xanthohumol isolated from Humulus lupulus inhibits menadion-induced DNA damage through induction of quinone reductase / Dietz BM et al., Chem Res Toxicol., 18 (8), 1296-305 (Aug., 2005)

6） Xanthohumol, a novel anti-HIV-1 agent purified Hops Humulus lupulus / Wang Q et al., Antiviral Res., 64 (3) 189-94 (Dec., 2011)

7）「肝疾患を予防および／または制御するための、キサントフモールまたはイソキサントフモールの活性物質としての使用」特願 2009-541912（P2009 - 541912）

8） 日本経済新聞・平成 24 年 10 月 19 日（電子版）

9） Isohumulones, bitter acids derived from hops, activated both peroxisome proliferator-activated receptor α and γ and reduced insulin resistance：Hiroaki Yajima et al. J Biol Chem. 279(32), p.33456-62 (2004)

10）「ホップ由来のビール苦味成分イソフムロンの核内受容体を介する生理作用」矢島宏昭　キリンホールディングス（株）日本栄養・食糧学会大会　講演要旨集 vol.64, p47(2010)

11） Agents for activating the transcription factor nrf2 and food having such function：WO2006/043671(USPTO application # 20070248705)

12） Neurotrophic actions of novel compounds designed from cyclopentenone prostaglandinns：Takumi Satoh et al. Journal of Neurochemistry, 77, 50-62 (2001)

13）「研究内容　親電子性物質のケミカルバイオロジーを研究しています」 http：//www.wel.iwata-u.ac.jp/satoh/kennkyuunaiyou2.html

14） GIF-0173 protects against cerebral infarction through DP1 receptor activation：Min Thura et al. Experimental Neurology 219, p481-491 (2009)

15）「神経栄養因子様低分子プローブ」：佐藤拓己、日薬理誌（Folia Pharmacol. Jpn.）,120,p.327-334 (2002)

16） Mitochondrial Ca^{2+} homeostasis in the regulation of apoptotic and necrotic cell death：Zhu L.P. et al. Cell Calcium, 28, p197-117 (2000)

17） INrf2 (Keap1) targets Bcl-2 degradation and controls cellular apoptosis」Cell Death & Differenciation; S K Niture and A K Jaiswal, vol.18, p.439-451 (2011)

18）「中枢神経系のアポトーシスにおけるミトコンドリアの役割に関する研究」田熊一敏 日薬理誌（Folia Pharmacol. Jpn.）,127, p.349-354 (2006)

19）「ミトコンドリア障害と神経系のアポトーシス－アルツハイマー病解明へのアプローチ－」田熊一敏等 日薬理誌（Folia Pharmacol. Jpn.）,134,p.180-183 (2009)

20） Peroxisome proliferator-activated receptor γ induces a clearance mechanism for the amyloid-β peptide; Ira Espuny Camacho et.al. J Neuroscience. 24 (48), p10908-

17 (2004)

21） Role of peroxisome proliferator-activated receptor γ in amyloid precursor protein prossing and amyloid β -mediated cell death /Cristina d'Abramo et al.,Biochem.J. 391, p693-698 (2005)

22） PPRAs： a new target for neuroprotection： R. Border, P. Duriez and J-C Fruchart/ www.jnnp. com./J Neurol Neurosurg Psychiatry, 77, p285-287 (2006)

23） Toward prevention of Alzheimer's disease- Potential nutraceutical strategies for the impact of IH-suppressing the production of amyloid beta peptides/ M.F.McCarty. Medical Hypothesis, 67, p682-697 (2006)

24）PPARs in Alzheimer's disease ：Markus P. Kummer et al. PPAR Research (Review article), vol.2008 p1-8 (2008)

25） PPAR γ agonists as therapeutics for the treatment of Alzheimer's disease： Gary Landreth et al., Neurotherapeutics, 5 (3), p481-489 (2008)

26） The nuclear receptor PPAR γ as therapeutic taraget for cerebrovascular and brain dysfunction in Alzheimer's disease： Nectaria Nicolakakis et al：Frontiers in Aging Neuroscience. 2 (21) p1-10 (2010)

27）「脳グリア細胞のアポトーシスとその制御」田熊一敞　YAKUGAKU ZASSHI, 121(9), p663-669 (2001)

28）「アルツハイマー病の進展過程における活性化アストロサイトの関与に関する研究」 森隆等　埼玉医科大学雑誌、34 (1), p21-23 (2007)

29） Regulation of glial cell functions by PPAR- γ natural and synthetic agonists/ Antietta Bernardo et al., PPAR Research, vol.2008, p1-10 (2008)

30） Peroxisome proliferator-activated receptor (PPAR) γ and PPAR α agonist modulate mitochondrial fusion-fission dynamics： Relevance to reactive oxygen species (ROS)-related neurodegenerative disorders; J. M. Zolezzi et al. Plos One 8(5)： e64019 (2013) DOI： 10.1371/journal.pone.0064019 (2013)

31） Iso- α -acids, bitter components of beer, prevent inflammation and cognitive Decline induced in a mouse model of Alzheimer's disease; Yasuhisa Abe et al.,Journal of Biological Chemistry, 292(9), 3720-3728 (2017) DOI： 10.1074/jbc. M116.763813 (2017)

32） Iso- α -Acids, the bitter components of beer, Suppress micro glial inflammation in r Ig4510 tauopathy Yasuhisa Abe et al., Molecules, 23, 3123 (2018) DOI; 10.3390/ molecules23123133

33） http：//www.tmghig.jp/research/topics/201704/

34） http：//www.amed.go.jp/news/release_20161208.html

参考論文 (2)

1 ） Zenisec, A. and Bedner,. J. Am. Perfumer Arom,. 75, 61-65, (1960)

2）Fenselau, C. and Talalay,P... Food. Cosmet Toxicol., 11, 597-603, (1973)

3）Kitamura, K. Katoh, M., Komiyama,O. Kitagawa, H., MatubaraF., and Kumegawa, M. Bone, 829-834 (1993)

4）Yokota, K., Kusaka, M., Ohshima, T., Yamamoto, S., Kirihara, N.,Yoshino,T., and Kumegawa, M ., J. Biol. Chem. 261, 15410-15415, (1986)

5）Yamamoto, K.,Arakawa. T., Ueda, N. Yamamoto, S.. J. Biol. Chem. 270, 31315-31320 (1995)

6）Yamamoto, S., Yamamoto, K., Kurobe, H., Yzamashita, R., Yamaguchi, H., Ueda, N. Int. J. Tissue.React.XX, 17-22 (1998).

7）Herschman, H.R. Biochim. Biopyys. Acta 1299, 140, (1996)

8）Smith, W.L., Garavito, R.M. DeWitt. J. Biol.Chem. 271, 33157-33160, (1996).

9）Masferrer, J. L., Leahy, K.M., Koki, A.T., Zweifel, B. S., Settle, S. L., Woener, B. M., Edwers, D. A. Flickinger, A.G., Moore,R.J., Seibelt K. Cancer Res. 60, 1306-1311. (2000)

10）Hozumi, M.. Adv Cancer Res. 38, 121 (1983)

11）Koeffler, H., P. Blood. 62, 709, (1983)

12）Niitsu, N., Yamamoto ‐ Yamaguchi, Y., Miyoshi, H., Shimizu, K., Ohki,M., Umeda, M. and Honma, Y. Cell Growth Differ 8, 319, (1997).

13）Bikle, D.D. Endocrine Rev. 13,765 (1992)

14）Koeffler, H. P., Hiruji. K., Itri, L. Cancer Treat Rep. 69, 1399 (1985)

15）Ratsz, L.G., Trummel, CL., Horick M.F., DeLuca, H.F. Science, 175, 768 (1972)

16）Whalley, C.V., Rankin, S.M. Hoult, J.R.S., Jessup, W. and Leake, D.S. Biochem. Pharmacol. 39, 1743-1750 (1990)

17）Takahama, U. Protein, Nucleic Acid and Enzyme. 33, 2994-2999 (1988)

18）Pratt, D.E, and Watts, J. J. Food Sci. 29, 27-33 (1964)

19）Letan, A. 31, 518-523 (1966)

20）J. G. Drenzek et al., Glynecol Oncol., 122(2), p396 (2011)

21）J. Strathmann et al., Natural Compounds as Inducers of Cell Death, Volume 1, Chapter 4, p69(2012)

22）J.F. Stevens et al., Phytochemistry, 65(10), p1317 (2004)

23）タカラバイオ（株）;http：//www.takara-bio.co.jp/paper_archive/index_ashitaba. html

24）Ik-Soo Lee et al., Neurochemistry International, 58, p153 (2011)

25）（株）キリン HD, http：//www.kirinholdings.co.jp/rd/result/report/report_009. html

26）（株）資生堂及びキリンビール（株）, 特願 2004-213569（P2004-213569）

27）N. Sasaoka et al., DOI：10.1371/journal. pone 0087185, (2014)

28）R. Mukai et al., DOI：10.1371/journal. pone 0045048, (2012)

29）（株）キリン HD, http：//www.kirin-foodreserch.jp/R&D/syousai_a_4_02.html

30）サッポロビール（株）http：//www.sapporobeer.jp/kenkyu/frontia/kafun.html
31）好田裕史、バイオサイエンスとインダストリー , 67(8), p405 (2009)
32）Y. Yoshiike et al., DOI：10.1371/journal.pone0003029 (2012)
33）Zhu L. P. et al., Cell Calcium, 28, p197 (2000)
34）（株）キリン HD, WO2006/043671(USPTO application # 20070248705)
35）T. Satoh et al., Journal of Neurochemistry, 77, p50 (2001)
36）T. Satoh et al., Proc. Natl. Acad. Sci. U.S.A. 103, p768 (2006)
37）S. K. Niture et al., Cell Death & Differenciation, 18, p439 (2011)
38）I. E. Camacho et al., J Neuroscience. 24 (48), p10908 (2004)
39）田熊一敞 , YAKUGAKU ZASSHI, 121(9), p663 (2001)
40）A. Bernardo et al., PPAR Research, 2008, p1 (2008)
41）C. D' Abramo et al., Biochem. J. 391, p693 (2005)
42）M.F. McCarty et al., Medical Hypothesis, 67, p682 (2006)
43）N. Nicolakakis et al., Frontiers in Aging Neuroscience, 2 (21), p1 (2010)
44）L. Pagani et al., International Journal of Alzheimer' s Disease, 2011, p1 (2010)

参考特許

1 ）「ヘキサヒドローイソアルファ酸に基づくタンパク質キナーゼ調節癌治療」：メタプ
ロテオミクストリップ等　米国仮出願第 60/815,064 号（2006 年）
2 ）「ホップ及びアカシア産物によるプロテインキナーゼ調節」：特表 2009-504657（JP
2009-504657 A; 公表日 2009.2.5)
出願人：メタプロテオミクストリップ等（米国）
出願日：平成 18 年 8 月 9 日（2006.8.9)
3 ）「癌、血管新生及びそれらに関連する炎症経路の 1、3- シクロペンタジオン多重標的
プロテインキナーゼ・モジュレーター」特願 2010-538119
（JP 2011-506464; 公表特許公報（Å）20110303)
出願人：メタプロテオミクス LLC 等（米国）
出願日：米国仮出願 平成 19 年 12 月 10 日（2007.12.10)
4 ）北海道大学、特許 WO2011016366 A1 (2011)

【著者】

戸部廣康（とべ ひろやす）

農学博士
独立行政法人 国立高専機構・高知工業高等専門学校 名誉教授。

1947 年 東京生まれ
1972 年 東京大学農学部卒業。
三楽（現メルシャン）株式会社 中央研究所研究員、
財団法人 微生物化学研究所研究員を務める
1980 年 東京大学より博士号取得（農芸化学）
1982 年から 2 年間、カナダ・カルガリー大学医学部発ガン研究部へ留学
1990 年 ドイツ・ヘキストジャパン株式会社創薬研究所 主任研究員
1997 年 高知工業高等専門学校 助教授、99 年 同校教授
2013 年 定年退官
専門は応用微生物学、天然有機物化学、遺伝子工学、生命科学
2014 年 一般社団法人 日本経営士会　会員
　　　　　　　経営士

【著書】

1）「Beer in health and disease prevention」(edited by Dr. Victor R. Preedy)：
　　Specific effects of selective beer related components, Hiroyasu Tobe;
　　70 Biological Activities of Humulone p.695-702, Elsevier Inc. (2009)
2）「ビールは、本当に体にいいんです！」戸部廣康著　角川 SSC 新書（角川マガジンズ；
　　2013 年）
3）発酵・醸造食品の最前線「第 27 章ビールに含まれるホップの薬理作用について」
　　戸部廣康（シーエムシー出版；2015 年）

ガンとアルツハイマー病はコインの裏表
−ビール苦味成分は微妙に形を変え、両方に効く!? −

2019 年 6 月 21 日　第 1 版第 1 刷発行	著　者	戸　部　廣　康
		©2019 Hiroyasu Tobe
	発行者	高　橋　　考
	発　行	三　和　書　籍

〒 112-0013　東京都文京区音羽 2-2-2
電話 03-5395-4630　FAX 03-5395-4632
sanwa@sanwa-co.com
http://www.sanwa-co.com/
印刷／製本　中央精版印刷株式会社

ISBN978-4-86251-380-9 C3047

三和書籍の好評図書

Sanwa co.,Ltd.

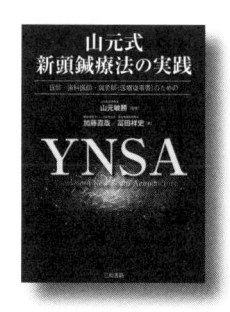

医師、歯科医師、鍼灸師（医療従事者）のための
山元式新頭鍼療法の実践

山元敏勝 監修 山元病院理事長

加藤直哉 著 健康増進クリニック副医院長　冨田祥史 著 康祐堂鍼灸院院長

A5版／並製／248頁　本体3,600円+税

●2011年、YNSAの初めての一般向け書籍として発売された「慢性疼痛・脳神経疾患からの回復　YNSA山元式新頭鍼療法入門」から7年、上腕診断点、1ソマトトープなど新たに発見された診断、治療点を追記した。また、山元先生のYNSAの論文の解説や、難治性疾患の症例報告と実際に使った治療点などを追加した。さらに、痛みについての新しい医学的知見などを加え、前回からはるかに進化した内容となっている。

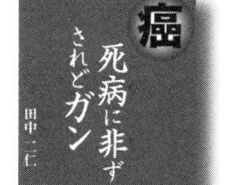

癌 死病に非ず されどガン

田中二仁 著 正樹堂医院院長

A5版／並製／160頁　本体2,000円+税

●X線検査、ワクチン予防、切除手術、抗ガン剤・放射線治療等一般的な診察・治療法が、体の免疫力を弱め、ガンで死ぬ原因となっているのではないか。著者の行う「正樹堂方式」の診療は、西洋医学と東洋医学を統合した診察・治療を行い、多くの完治例を得てきた。ガンの正体を、暴走を始めたおのれの細胞組織だと正確にとらえ、全身病・生活習慣病であるという認識のもとに免疫力を高めれば、予防も治療もできる。

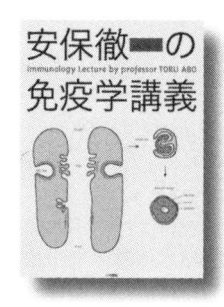

安保徹の免疫学講義

安保徹 著

B5判／並製／245頁　本体6,500円+税

●世界的に有名な免疫研究者である安保徹教授の待望の新刊は、免疫のすべてを体系的に網羅した講義テキスト。免疫について学ぶ学生はもちろんのこと、病気で悩める全ての人にとって必読である。

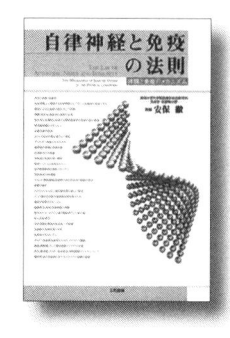

自律神経と免疫の法則
体調と免疫のメカニズム

安保徹 著

B5判／並製／234頁　本体6,500円+税

●自律神経と免疫に焦点をあて、多くのデータを使用して、病気の成り立ちと治癒反応を明らかにする。「気圧と疾患」「白血球膜状に発現する自律神経レセプターと白血球の生体リズム」等、30章に分けて解説。